草間 香 草間かほるクリニック
院長
Kahoru Kusama

痔の悩みが解決する本

安心ハンドブック

IDP出版

はじめに

「排便時に出血や痛みがある」
「妊娠・出産がきっかけで、排便時の出血や痛みが起こるようになった」
「排便時にお尻から何かが出てきて、指で押さないと戻らない」

このようにお尻の悩みを抱えていたり、誰にも言えずに痔のことでつらい思いをしていたりする人は少なくありません。「診察を受けることに抵抗がある」「手術が怖い」といった理由から肛門科を受診することをためらっている人もいます。

痔は、生活習慣病のひとつ。食事や運動など生活習慣を改善しない限り、症状が改善しにくい病気です。適切な治療を受けないまま放っておくと、症状が重くなり、出血や痛みなどがひどくなる可能性もあります。

だからといって、お尻の悩みから解放されることをあきらめることはありません。出血や痛みを我慢し続けることもないのです。

なぜなら、ひと昔前とは異なり、今は医療や新しい技術が進化している時代。患者さんになるべく負担をかけないような治療の選択の幅が広がっているからです。受診後、ただちに手術が必要なケースはまれですし、「手術や治療がとても痛かった」などという声もほとんど聞かれなくなりました。

本書では、こうした痔にまつわる最新の情報や正しい知識を身につけていただくための内容をわかりやすく紹介しています。

基本的な痔のタイプや特徴、原因など病気についての基礎知識はもちろん、「はじめての肛門科受診では、どんなことをするの？」「日常生活で症状を改善できるセルフケアの方法は？」「出血や痛みがラクになる排便の姿勢や入浴の仕方は？」といった、多くの人が疑問に思うことや、知っておくとすぐに役立つことなどをていねいに解説しています。

女性に多い便秘は痔の原因のひとつですが、快適なお通じのための食事のコツや排便習慣、生活リズムについても具体的に紹介しています。

私のクリニックには全国からお尻のことで悩んでいる患者さんが訪れますが、痔の症状が改善したことで、ご自身の生活や毎日がガラリと変わった方が大勢いらっしゃいます。

「痔の治療がきっかけで、乱れがちだった生活習慣の見直しができた！」

「自分に合った便秘の改善のコツを知り、長年、服用してきた薬に頼らず、自力で排便できるようになった!!」

「痔を悪化させない食生活を心がけるようにしたら、自然とダイエットに成功した！」

というように、毎日の健康と快適さを手に入れた方たちもいらっしゃいます。

お尻の悩みが人それぞれ異なるように、症状が改善する方法も人によって変わります。大切なのは、「自分のお尻と上手にお付き合いできるかどうか」ということ。本書がそのためのよきガイドや手がかりとなれば幸いです。

草間かほるクリニック院長　草間　香

目次

はじめに …… 1

Chapter 1 もうお尻のトラブルで悩まない！

痔になりやすい生活習慣をセルフチェック …… 14

2～3人に1人は痔で悩んでいる!?

◆見逃すと危険が潜んでいる可能性も!?　毎日のトイレで体からのSOSをチェック！

気になる症状からわかる痔のタイプとレベル …… 18

「痔核《じかく》（いぼ痔）」って、どんな病気？ …… 21

◆痔核（いぼ痔）とは？　◆どんな症状？　・内痔核のおもな症状　・外痔核のおもな症状

◆生活習慣で痔核（いぼ痔）を改善するコツ

◆痔核（いぼ痔）がつらい時におすすめのセルフケア

「裂肛《れっこう》（切れ痔）」ってどんな病気？ …… 25

◆裂肛（切れ痔）とは？　◆どんな症状？　◆生活習慣で裂肛（切れ痔）を改善するコツ
◆裂肛（切れ痔）がつらい時におすすめのセルフケア
「痔ろう（あな痔）」って、どんな病気？……29
◆痔ろう（あな痔）とは？　◆どんな症状？　◆生活習慣で痔ろう（あな痔）を改善するコツ
◆痔ろう（あな痔）がつらい時におすすめのセルフケア
痔と間違いやすい6つの病気……33
◆大腸がん　◆大腸ポリープ　◆潰瘍性大腸炎　◆クローン病　◆直腸脱　◆肛門掻痒症
お尻からの出血で考えられる病気と対策……36
まずは肛門科を受診する
もしも「血便」が出たら？

Chapter 2 痔についてきちんと知っておこう

女性に多い「痔」と男性に多い「痔」は違う!?……40
痔には3タイプある

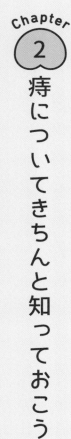

痔になりやすいのは、男性or女性？
痔を放っておくと、どうなるの？……43
痛みが出ないタイプの痔もある
肛門はデリケートで複雑な器官……47
口から入った食べ物は、こうして便になる
肛門付近がうっ血して膨らむ「痔核（いぼ痔）」……51
進行状況により4段階に分類される内痔核
・第1度　・第2度　・第3度　・第4度
激しい痛みを伴うことも多い外痔核
血栓性外痔核
嵌頓痔核
硬い便で肛門付近の皮膚が切れる「裂肛（切れ痔）」……58
裂肛の最大の原因は「便秘」
裂肛が慢性化すると、どうなるの？
原因となる便秘の改善がカギ
下痢などによる細菌感染で起こる「痔ろう（あな痔）」……63

痔ろうを引き起こす「肛門周囲膿瘍」とは？
肛門周囲膿瘍は痛いが、痔ろうは痛くない
痔ろうと手術の難易度
・低位筋間痔ろう（手術の難易度　★☆☆☆　やさしい）
・高位筋間痔ろう（手術の難易度　★★☆☆　比較的やさしい）
・坐骨直腸窩痔ろう（手術の難易度　★★★☆　比較的難しい）
・骨盤直腸窩痔ろう（手術の難易度　★★★★　難しい）
早めに受診して確実な治療を

痔になりやすい10の生活習慣……69

痔になるきっかけの大半は排便異常
やってしまいがちな10の生活習慣に気をつけよう

妊娠中や出産時の痔を予防するポイント……76

妊娠中に痔にならないための3つのポイント
妊娠中に便秘や痔になってしまったら？

目次

Chapter 3

「痛くないから大丈夫」は危険!?

勇気を出して受診すればお尻の悩みは軽くなる! …… 82
専門医を受診して、不快感や痛みから解放されよう

肛門科か肛門外科を受診する …… 85
◆自分に合った医師の見つけ方
◆痔の治療法について

肛門科で診察を受ける時にすること …… 88
・問診　・視診　・触診

痔の診断に必要な検査ですること …… 91
・肛門鏡、直腸鏡検査　・大腸内視鏡検査

「裂肛(切れ痔)」の治療の種類や流れ …… 93
慢性化した裂肛には「皮膚弁移動術(SSG)」

「痔核(いぼ痔)」の治療の種類や流れ …… 96
繰り返す出血や脱肛をともなう痔核に「ALTA(ジオン)療法」

比較的、軽度な痔核に「ゴム輪結紮法」
第2度以上の痔核に「結紮切除術（半閉鎖法）」
内痔核を切除せず、痔核や粘膜を吊り上げる「PPH法」
内痔核を切除せず、レーザー光線でかためる「半導体レーザー療法」
「痔ろう（あな痔）」の治療の種類や流れ……103
「切開開放術」と「括約筋温存術」
時間をかけて切っていく「シートン法」
手術後のケア方法と快適な過ごし方……107
「トイレ」や「入浴」はいつからOK？
痛くない「排便・排尿・オナラ」の姿勢は？
どんな「食事」をすればいいの？
「運動」はどこまですべき？
「傷口」のセルフケア方法は？
◆手術後の過ごし方

Chapter 4 セルフケアで痔にならない体づくりをしよう！

快便のための基礎知識 …… 116
便秘にならない「食生活」のポイント
理想的な便の条件
腸内環境を改善して便秘を予防する
食べ物の力を借りて善玉菌を増やす
いい便をつくる2種類の食物繊維をとる
◆正しい姿勢でスムーズな排便を
下痢になりやすい人の痔対策 …… 125
◆下痢にならないために気をつけたいこと
◆下痢になったときに役立つ4つの対処法
痔の予防や症状悪化を防ぐ「運動」 …… 128
腸の動きをよくする運動とは？
◆正しいウォーキングのための3つのポイント

痔の症状がある時に避けたい「運動」……132
無理なく括約筋を鍛える「肛門体操」……134
◆肛門体操のやり方
便秘にならない「ストレッチ&マッサージ」……137
■腸を刺激する「寝たままストレッチ」
■腹筋を鍛える「座ったままストレッチ」
■排便をうながす「くるくるマッサージ」
「冷え」知らずの体で痔を予防する……139
38〜40度で入浴して痔のケアを
下着やブランケットで腰を温める
◆冷え対策には、こまめなストレッチを
毎日の食事で「冷え」を撃退!……144
「陽」の野菜を食べて体を温める
「ストレス」とうまく付き合う……147
◆痔を予防するためのストレス解消法
「お酒」と「タバコ」は痔を悪化させるもと!?……151

「ツボ」で痔の痛みをやわらげる……153
◆痔の痛みをやわらげるツボ＆便秘の予防に効果が期待できるツボ
痔のつらい痛みを乗り切る「お尻ケアアイテム」……156
・「携帯カイロ」で痛みをやわらげる
・痛みが強い時には「円座」
・外出時には「携帯用お尻洗浄器」
◆温水洗浄便座の使い過ぎに注意！
「痔」の薬の上手な使い方……161
・坐薬　・軟膏　・内服薬
「便秘」の薬の上手な使い方……164
自分の便秘のタイプを正しく知る
急性の便秘とは？
慢性的な便秘とは？
薬選びは医師や薬剤師に相談する
便秘解消のコツは便意を我慢しないこと
◆もう便秘で苦しまない！　便秘にならないために毎日の習慣にしたい5つのこと

Chapter 1
もうお尻のトラブルで悩まない！

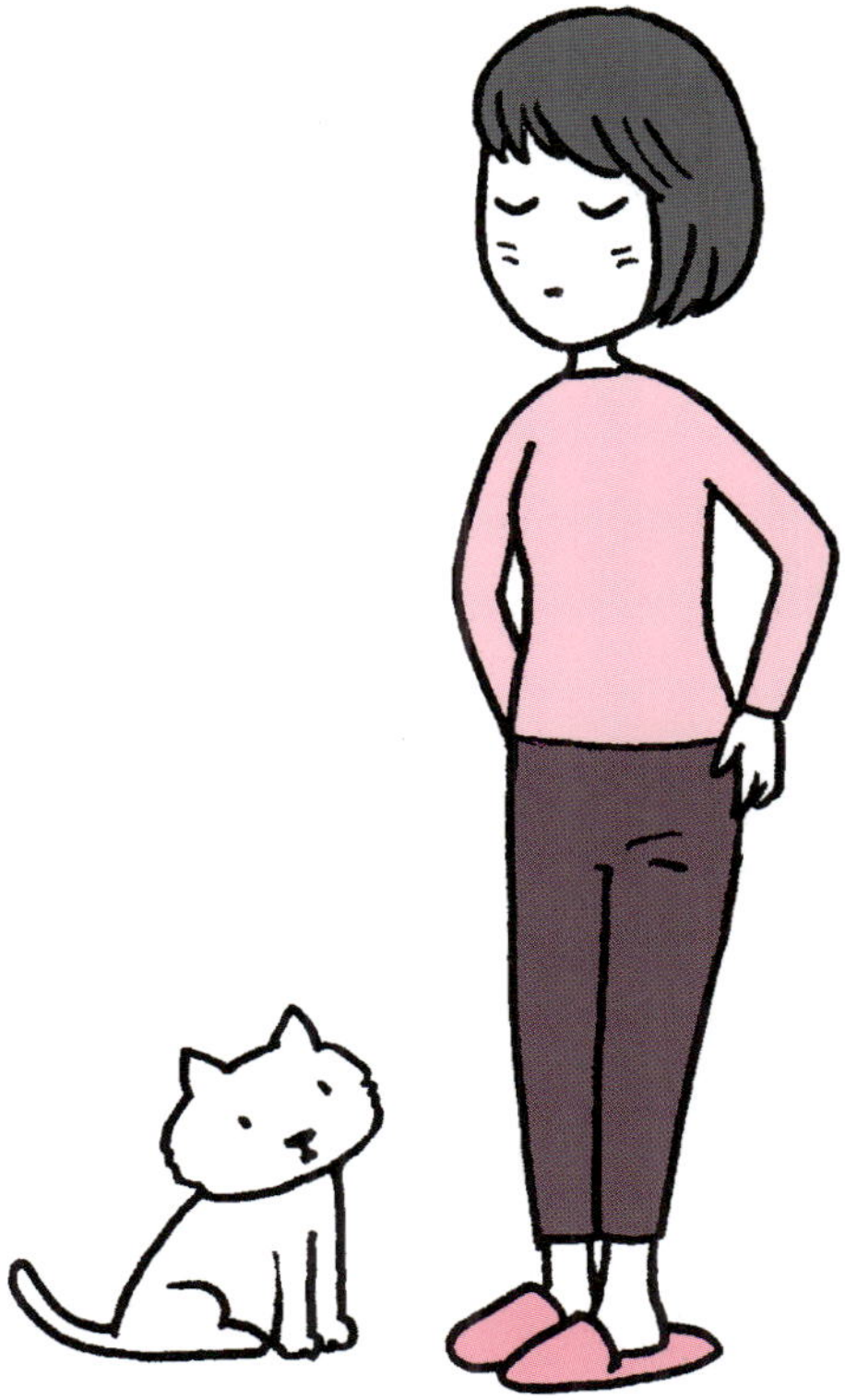

痔になりやすい生活習慣をセルフチェック

以下の項目にあてはまる数が多いほど、痔になる可能性が高いといえます。不規則な生活が続いたり不調を感じる時など、お尻に関して不安になったらまずはセルフチェック。ライフスタイルを見直すきっかけにしましょう。

- □トイレに入っている時間が長い
- □便意をガマンすることがよくある
- □よく便秘をする

よく便秘をする
よく下痢をする

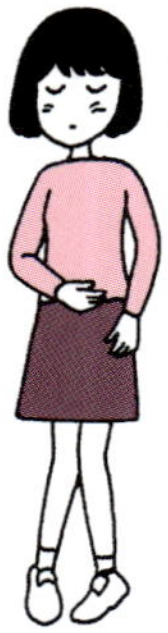

辛いものが
大好きだ

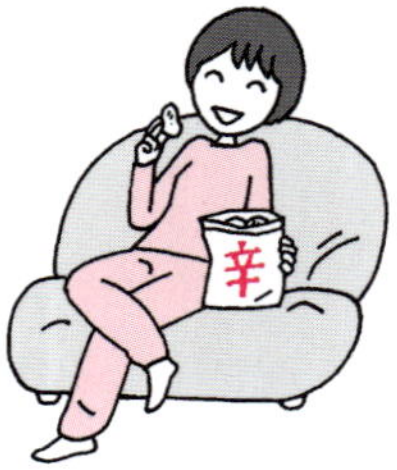

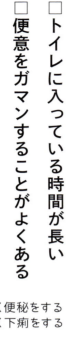

□よく下痢をする
□1日中、同じ姿勢でいることが多い
□朝食を食べないことが多い
□お酒を飲む機会が多い
□ダイエットをしている
□お腹に力を入れるような動作が多い
□野菜をあまり食べない
□辛いものが大好きだ
□冷え性である
□ストレスをため込むことが多い
□過労気味である

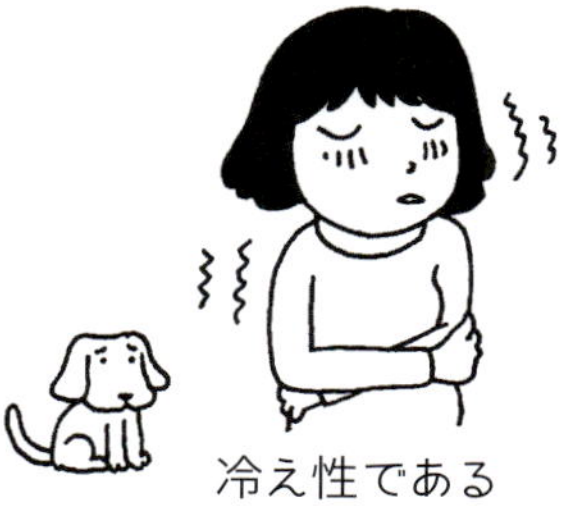
冷え性である

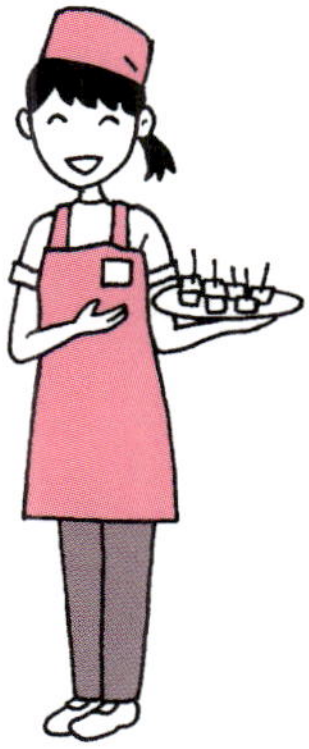
1日中、同じ姿勢でいる

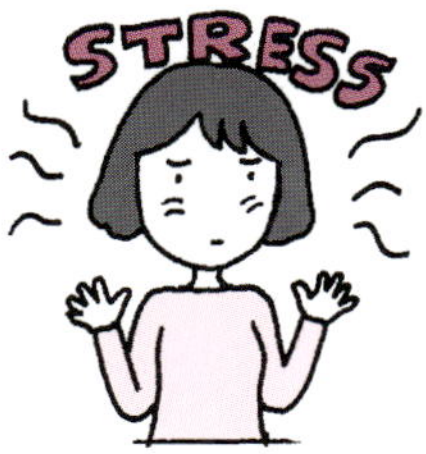

ストレスをため込む
ことが多い

2～3人に1人は痔で悩んでいる!?

「排便時に出血がある」「排便後、お尻が痛い」――そんなふうに、誰にもいえないお尻の悩みを抱えている人は想像以上に多いもの。勇気を出してクリニックを訪れてくださった患者さんと接していると、「つらい痛みや不快な症状を、一刻も早く解消して楽になってほしい」と心から思います。

お尻の悩みはなかなか他人に相談することができないデリケートな問題ですが、私たちにとって身近な病気であることもたしか。程度の差こそあるものの、痔を患っている人は多く、日本人の「3人に1人」または「2人に1人」が痔ともいわれているほどです。

一般的に「痔を患っている」と聞くと、患者さんのイメージとして思い浮かべるのは男性ではないでしょうか。ところが、実際の患者さんの数から考えても、痔を患っている人の数には男女でほとんど差がありません。痔は、男性も女性も患う可能性のある病気といえるのです。

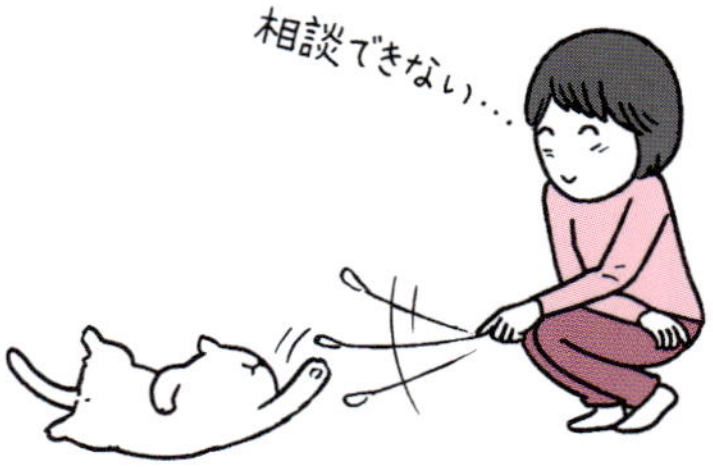

見逃すと危険が潜んでいる可能性も!?

毎日のトイレで体からの SOSをチェック!

毎日、きちんと排便がある場合でも、こんな変化や症状があったら要注意。体がSOSのサインを送っている可能性があります。

□便の量が急に少なくなった
□便の太さがいつもより細くなった
□急に便秘になった
□排便後にも残便感があり、スッキリしない

⬇

こんな変化や症状がある場合、大腸がんなどの深刻な病気が隠れていることもあります。なるべく早めに専門医を受診することをおすすめします。

痔のタイプとレベル

なものだとしても放っておくと悪化の一途をたどることもあります。痔以外の病気の可能性もあるので、いずれにしても早めに専門医を受診することをおすすめします。

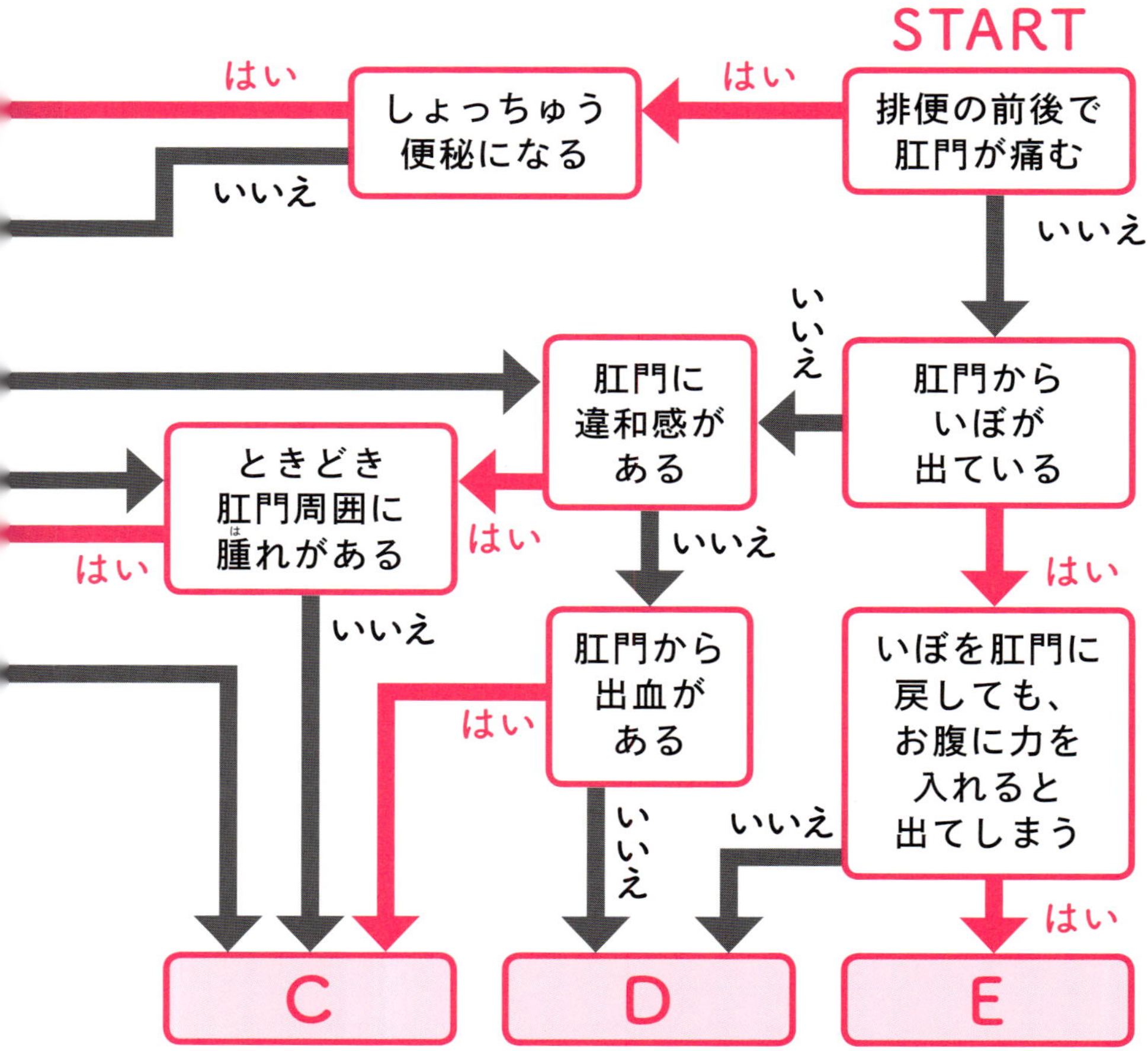

※「いいえ」でD判定の場合でも痔について注意しましょう。

気になる症状からわかる

「お尻に違和感がある」「排便時にお尻に痛みを感じる」といった症状から考えられる、現在のお尻の状態をチェックしましょう。もしもお尻に不安がある場合、たとえそれが軽度

A
裂肛
（25、58 ページ参照）
★★★
（重度）

B
痔ろう
（29、63 ページ参照）
★☆☆～★★★
（軽度～重度）

C
裂肛
（25、58 ページ参照）
★☆☆～★★☆
（軽度～中程度）

D
痔核
（21、51 ページ参照）
★☆☆～★★☆
（軽度～中程度）

E
痔核
（21、51 ページ参照）
★★★
（重度）

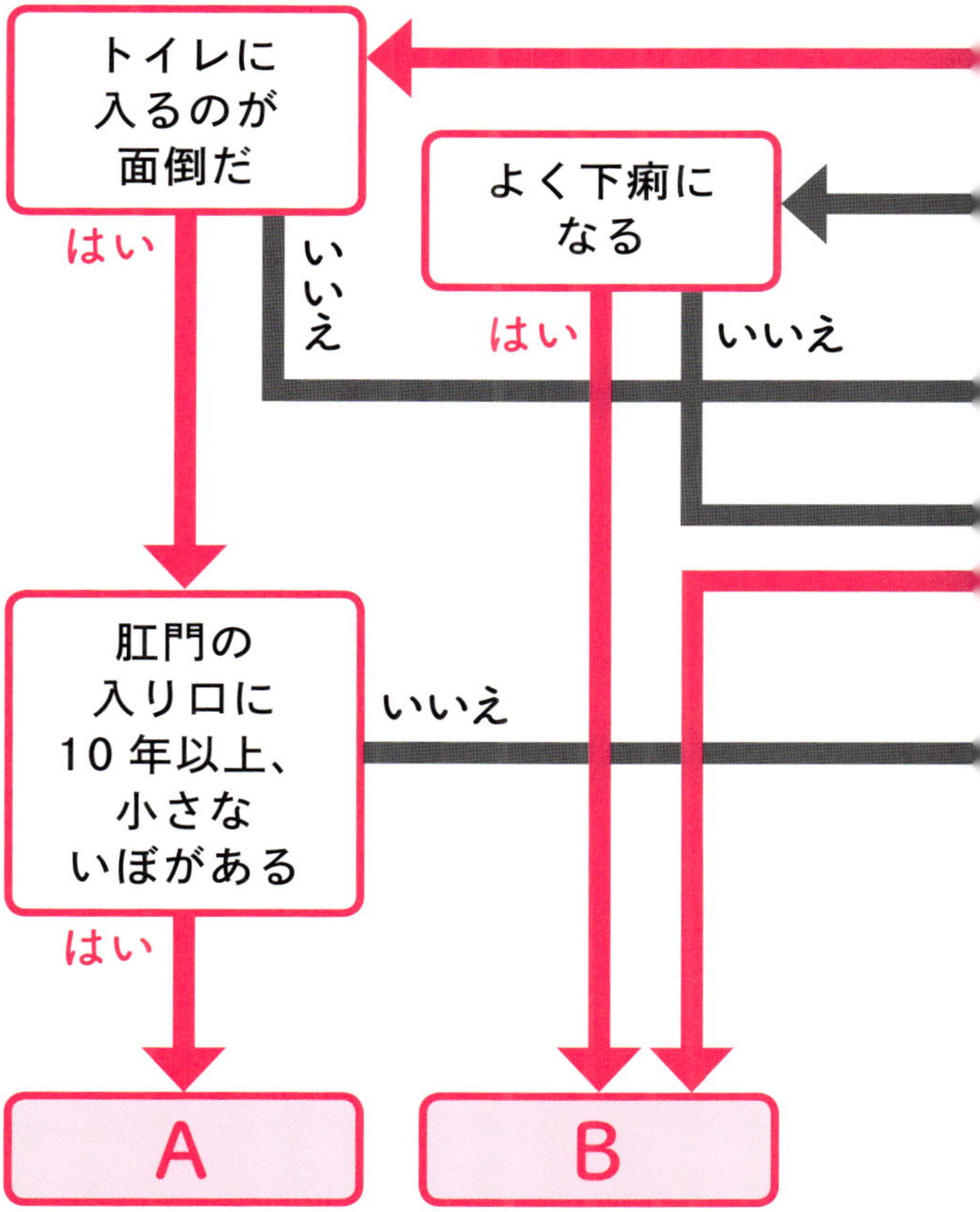

※このチャートはあくまで可能性のある痔のタイプとレベルを紹介するもので、診断するものではありません。お尻の病気は、上記以外にも複数あります。詳しくは専門医を受診してください。

肛門は傷つきやすいうえに、とても繊細な構造になっています。便の状態や排便時の力の入れ方により肛門への負担が大きくなると、誰でも簡単に痔になってしまうこともわかっています。

誰にでも起こる可能性のある、とても身近な病気である痔について、これから本書を通じて改善に向けていっしょに取り組んでいきましょう。

Chapter 1

知って
おきたい痔の
タイプと
症状１

「痔核《じかく》（いぼ痔）」って、どんな病気？

◆痔核（いぼ痔）とは？

肛門にいぼ状の腫《は》れができたもの。男女ともに痔の中でもっとも多い痔のタイプといわれています。内痔核《ないじかく》と外痔核《がいじかく》という２種類があります。

◆どんな症状？

内痔核のおもな症状

□痛みはないが、排便時に出血がある
□便の周囲に血がついている

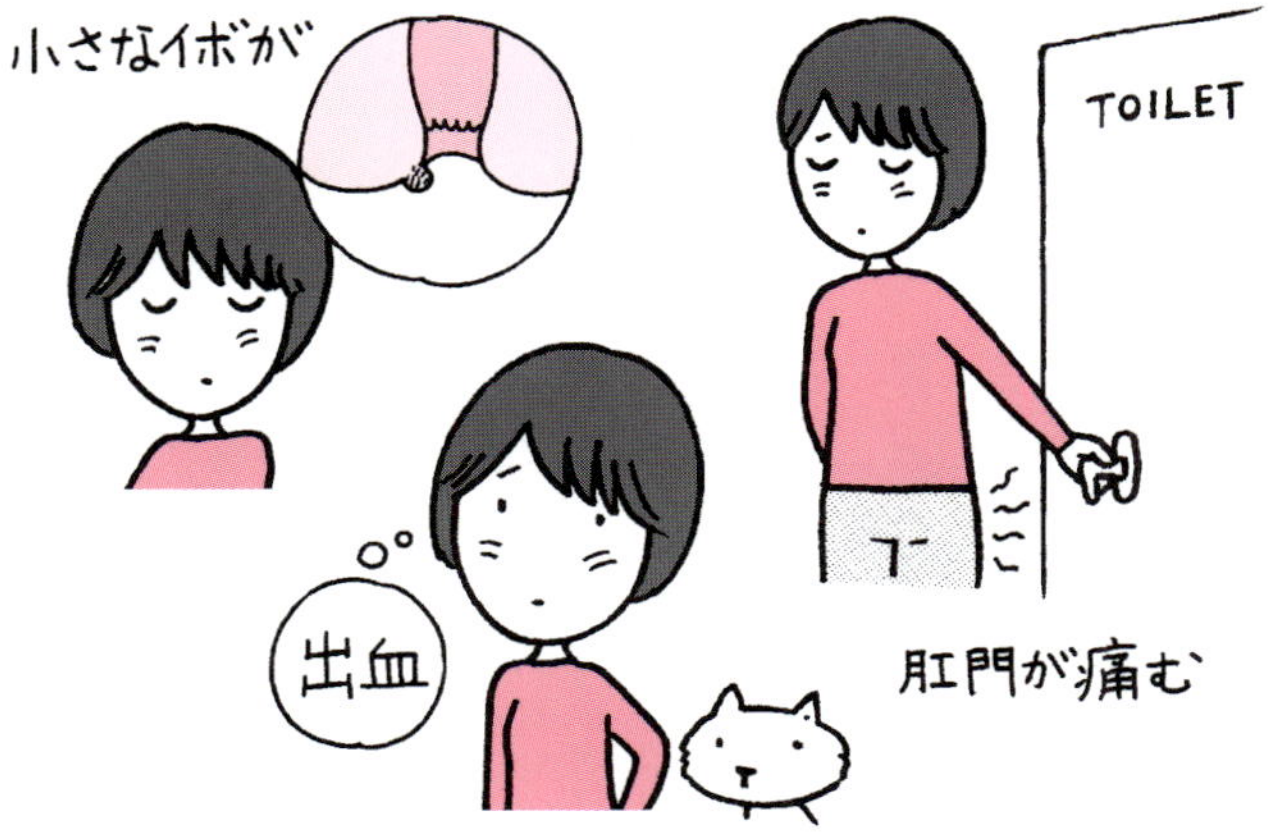

□排便時にいぼが飛び出すことがある
□排便後、肛門からいぼが出たままになっている
□排便時に違和感がある
□肛門の周囲がベタベタしたり、下着が汚れたりすることがある
□排便してもスッキリせず、残便感がある

外痔核のおもな症状

□突然、肛門に激痛が生じる。いぼのようなものができることもある
□コリコリしたしこりのようなもの（血栓《けっせん》）が触れる。しこりが破れ、出血することもある
□排便時以外でも、常に肛門に痛みがある
□排便時、いぼが出ている

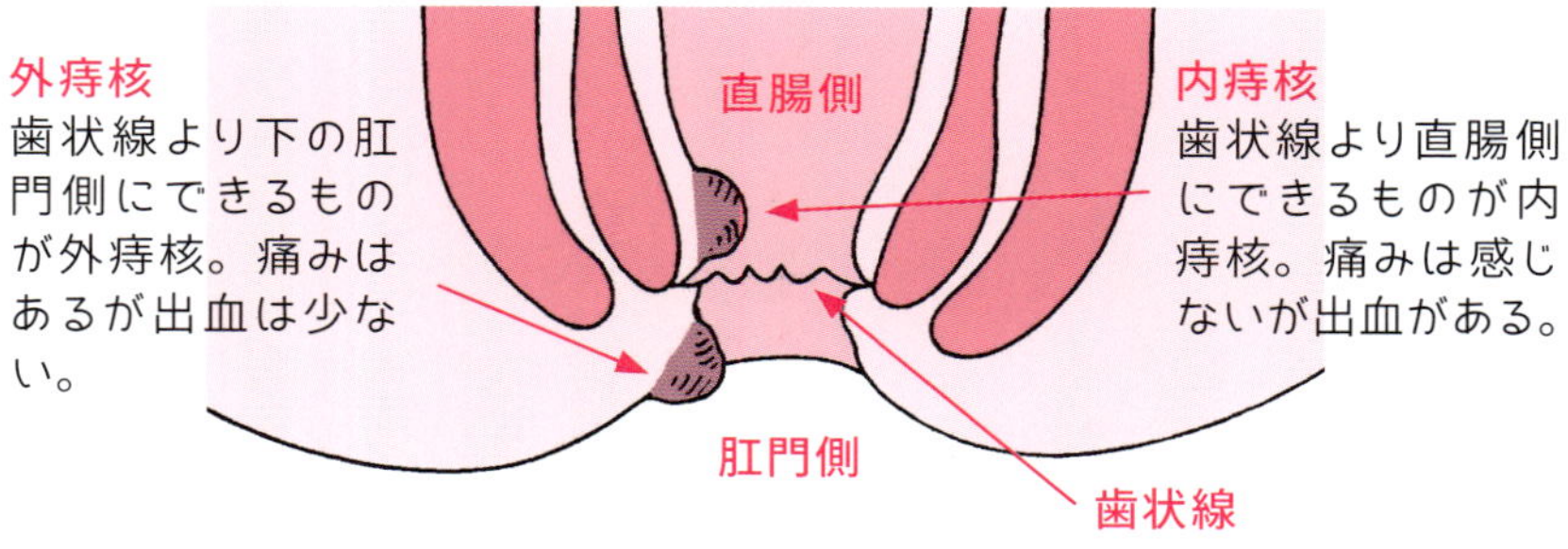
外痔核
歯状線より下の肛門側にできるものが外痔核。痛みはあるが出血は少ない。
直腸側
内痔核
歯状線より直腸側にできるものが内痔核。痛みは感じないが出血がある。
肛門側
歯状線

内痔核と外痔核

◆生活習慣で痔核（いぼ痔）を改善するコツ

●「移動は車ではなく歩く」「エレベーターやエスカレーターよりは階段で（下りる時は階段ではないほうがいい）」というように、毎日の生活の中でなるべく体を動かす工夫をする。

●規則正しい生活を心がけ、できればいつも決まった時間にトイレに行くことができるような「排便習慣」をつくる。

●食物繊維を含む野菜をバランスよく毎日の食事で積極的に摂取する。

●水分は毎日積極的にとるように習慣づける。

●肛門を清潔に保ち、血行を改善する効果が期待できる入浴、腰から下だけ湯につかる座浴もなるべく毎日する。

●お尻が蒸れて不潔になりやすい生理中は、ナプキンを頻繁に交換し、お尻を清潔に保つ工夫をする。

◆痔核（いぼ痔）がつらい時におすすめのセルフケア

●排便時や排便後に出血があった場合、横になり、肛門の位置を心臓と同じ高さにするとうっ血がとれ出血が止まりやすくなる。少量の出血であっても繰り返していると貧血になる可能性もあるので、出血がある場合は早めに専門医を受診する。

●痛みがひどい場合、入浴や座浴をしたり、携帯カイロを着衣の上からあてたり、椅子に貼って肛門部を温めることで痛みが和らぐこともある。

●ゴルフやスキー、テニスといったハードなスポーツは肛門への負担が大きくなる原因。症状がある時は控えるようにする。

●肛門からいぼが飛び出して、自然に戻らない場合は、手のひらや指を使ってやさしく肛門の中に戻すと症状が楽になる。戻りにくい場合、入浴などでお尻を温めるといぼが肛門の中に戻りやすくなる。

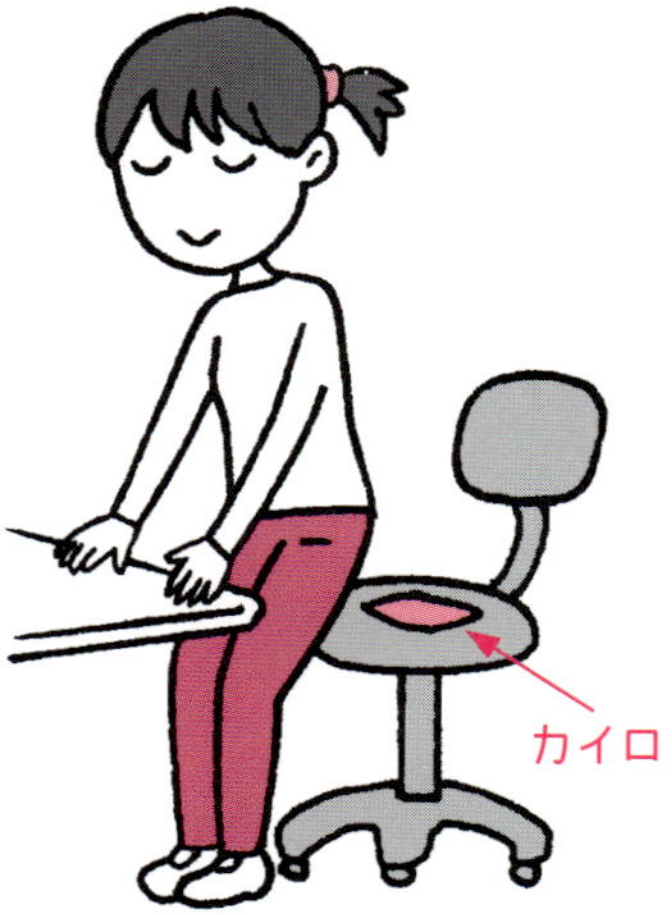

Chapter 1

知って
おきたい
痔のタイプと
症状 2

「裂肛《れっこう》（切れ痔）」って、どんな病気？

◆裂肛（切れ痔）とは？

便が硬い肛門から押し出される時に、肛門付近が切れたり裂けたりするもの。男性より女性に多いといわれています。痛みがあるために排便をガマンして便秘になり、さらに症状を悪化させてしまうという特徴もあります。

◆どんな症状？

□便が硬いことが多く、排便の際に肛門が激しく痛む。痛みにより、トイレに行くのが不快で面倒になったり、怖くなる

□便が肛門を通過する時に肛門がピリピリと痛む

裂肛は肛門が縦に切れる。小さい傷でも痛みは強い。

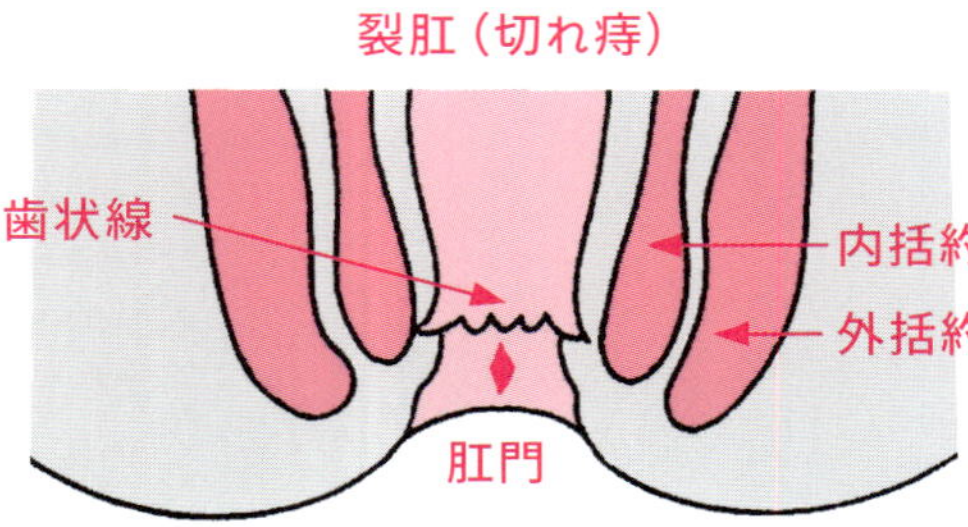

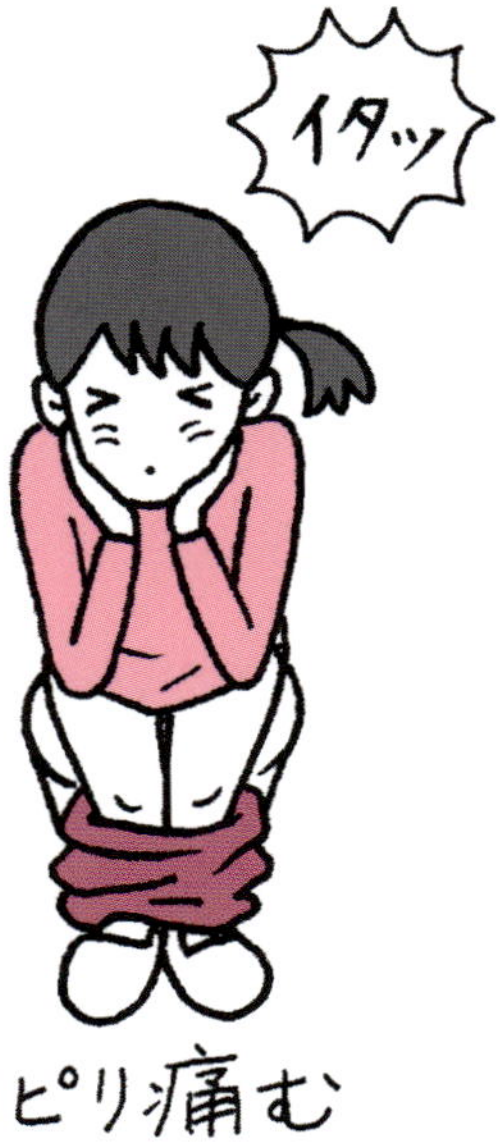

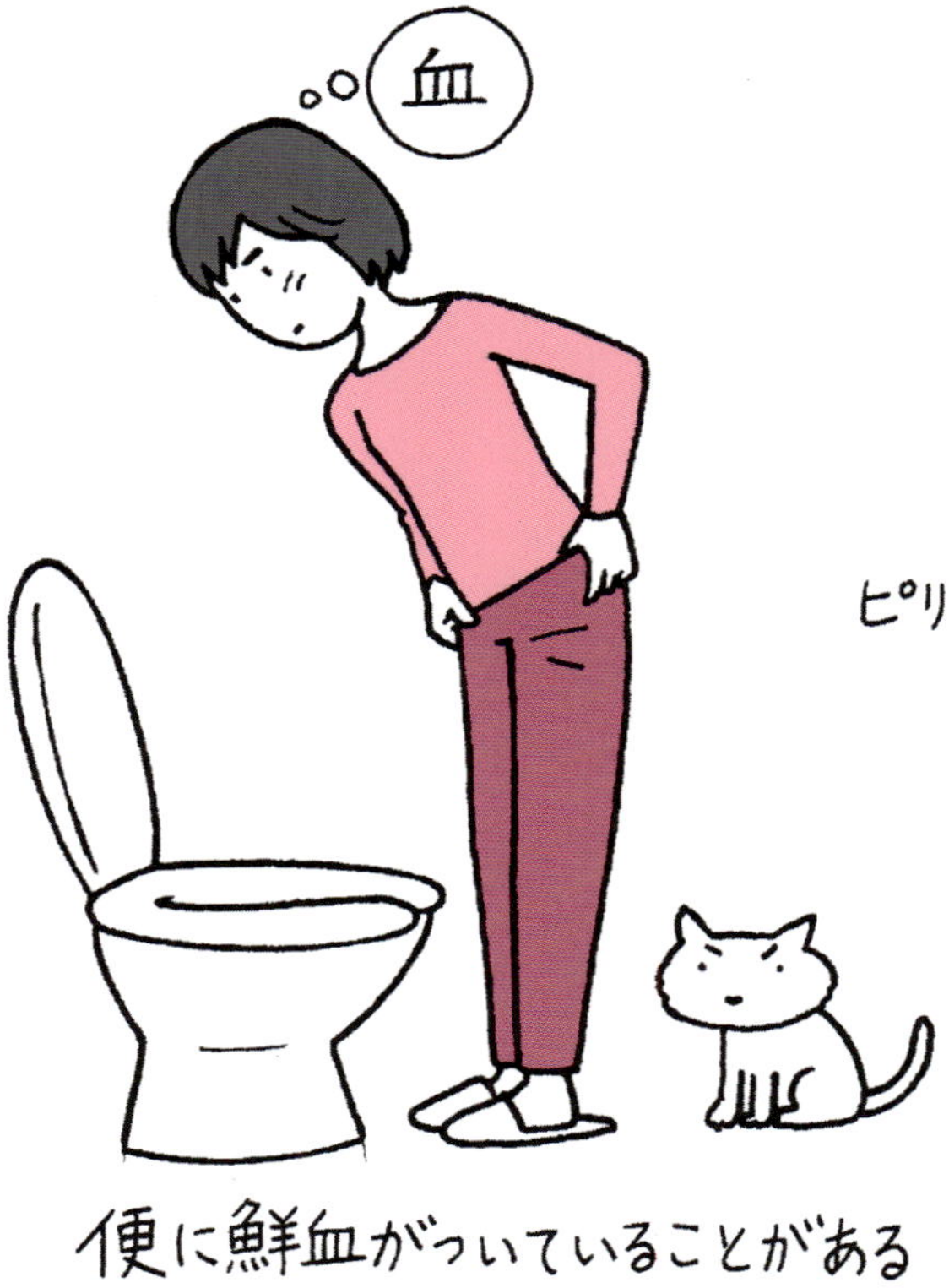

□排便後、お尻を拭いたトイレットペーパーに鮮血がついていることがある
□排便後も肛門の痛みが消えない
□便の周りに少量の鮮血がついていることがある
□便器に鮮血がついていることがある

◆生活習慣で裂肛（切れ痔）を改善するコツ

●便秘を改善する（↓詳しくは116ページ、137ページを参照）。
●香辛料を多く含むような辛い食べ物は、傷口を刺激して痛む原因になるので控える。
●便意があったらすぐにトイレに行く。排便時、いきむ時間は3分以内を目安にする。
●下剤や浣腸などは使用法や適量を守り、無理な排便をしない。

◆裂肛（切れ痔）がつらい時におすすめのセルフケア

●排便後も痛みが続く場合、楽な姿勢になり、携帯カイロを熱く感じないように着衣の上からあてるなどして肛門部を温めることで痛みが和らぐこともある。
●排便後、刺激の少ない温水洗浄便座の「低水圧」「ぬるま湯」で肛門をやさしく洗う（5

〜10秒以内)。または、排便後に座浴を行うと痛みが緩和されることもある。

●冬場の外出時など寒い場所にいる場合、携帯カイロで着衣上から肛門部を温めると痛みを和らげる効果がある。

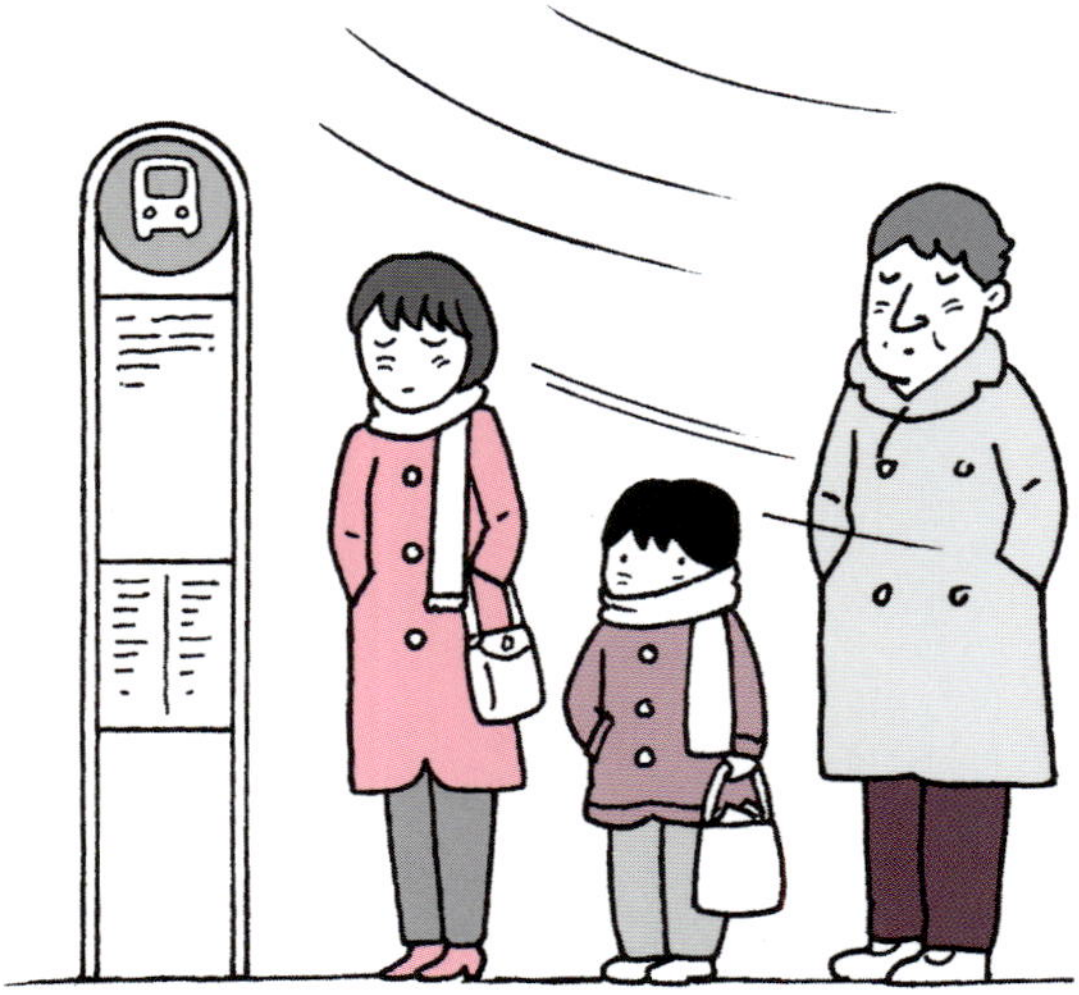

Chapter 1

知って
おきたい
痔のタイプと
症状 3

「痔ろう（あな痔）」って、どんな病気？

◆痔ろう（あな痔）とは？

肛門付近に細菌が入って炎症を起こし、化膿《かのう》して膿《うみ》がたまったり、肛門の内外がトンネル状につながったりするもの。市販薬などセルフケアでは治すことができないので、専門医の治療が必要になります。

◆どんな症状？

□排便に関係なく肛門部に痛みがある
□肛門に違和感があることがあり、時には痛みもともなう
□肛門周辺にしこりのようなものが触れる

痔ろう（あな痔）

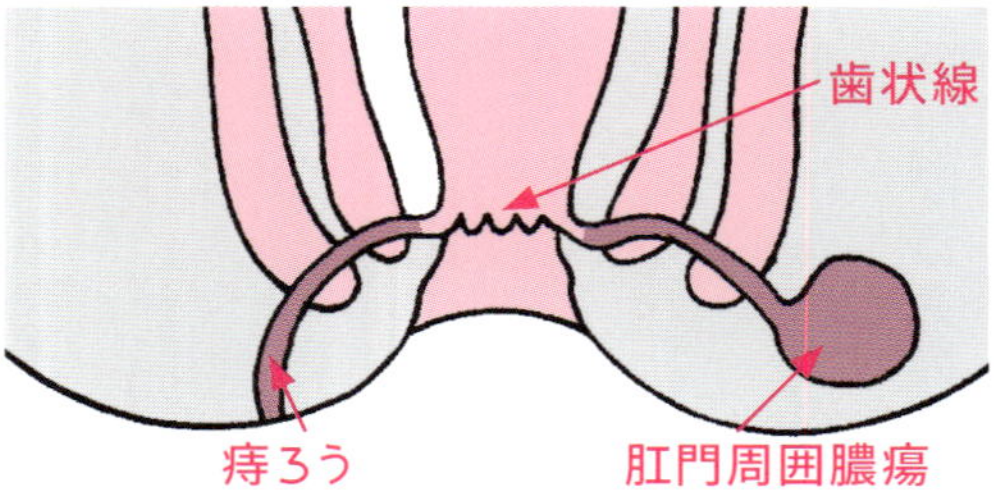

排便に関係なく
肛門部に痛みがある

しこり・・・

肛門周辺にしこり
のようなものが触れる

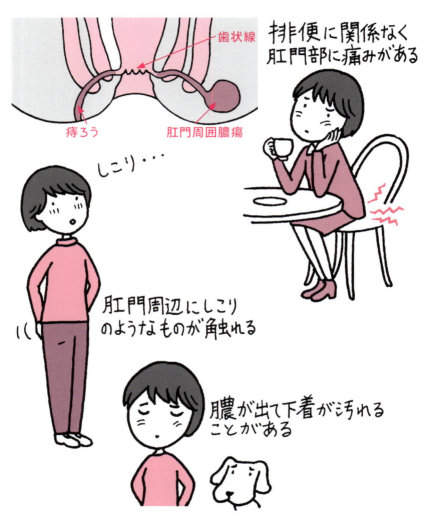

膿が出て下着が汚れる
ことがある

□突然、肛門周辺が腫れ、痛みや発熱をすることがある
□膿が出て下着が汚れることがある

◆生活習慣で痔ろう（あな痔）を改善するコツ

●下痢をしないような食事や生活を心がける（125ページを参照）。
●アルコールは自分の適量を守って飲むようにする。
●過労は避け、バランスのとれた食事をとるようにする。
●質と量、ともに十分な睡眠をとる。
●就寝前のストレッチやアロマテラピー、好みの音楽を聴くといったリラックスできる方法でストレスと上手に付き合う。

◆痔ろう（あな痔）がつらい時におすすめのセルフケア

●排便後、座浴をして肛門の汚れを取り除くなど清潔に保つ工夫をする。
●肛門に炎症や痛みがある場合、安静にしてお尻を冷やす。氷を入れたビニール袋や冷却シートなどをタオルでくるみ、肛門の上にあてて冷やすと痛みが緩和することもある（痔

核と違いお尻を温めると症状が悪化する場合があるので注意する）。

Chapter 1

お尻の不安をスッキリ解消！

痔と間違いやすい6つの病気

お尻の周辺のトラブルがある場合、痔と似た症状の病気が考えられることもあります。口にしにくいデリケートな悩みだからこそ、誤った自己判断は禁物。痔と間違いやすい病気の特徴を知り、早めに専門医に相談しましょう。

◆大腸がん

痔ともっとも間違いやすい病気といわれる大腸がん。血便と残便感、便秘のような症状が特徴とされる。大腸の中でも、とくに肛門に近い直腸とS状結腸にできるがんが大半を占める。初期の段階では、肛門からの出血が見られる。出血は便の表面やトイレットペーパーにつく程度の場合と、便の中に血が混ざっている場合がある。血の色は、肛門に近い場合は鮮血、奥のほうなら濁ったようなくすんだ赤色をしている。

◆大腸ポリープ

大腸の粘膜の一部にできる突起物。がんへ移行しやすいものもある。小さなポリープはほとんど症状がないもののの、大きくなってくると出血や血便などの症状が出ることがある。ポリープが良性のものかどうかは、切除して検査後に判明する。

◆潰瘍性《かいようせい》大腸炎

大腸の粘膜に炎症が起こり、潰瘍ができる原因不明の病気。血液や粘液の混ざった軟便や下痢といった症状が特徴。治療により改善しても、数ヵ月から数年後にふたたび症状が出るケースもある。診断のためには大腸内視鏡検査が必要になる。

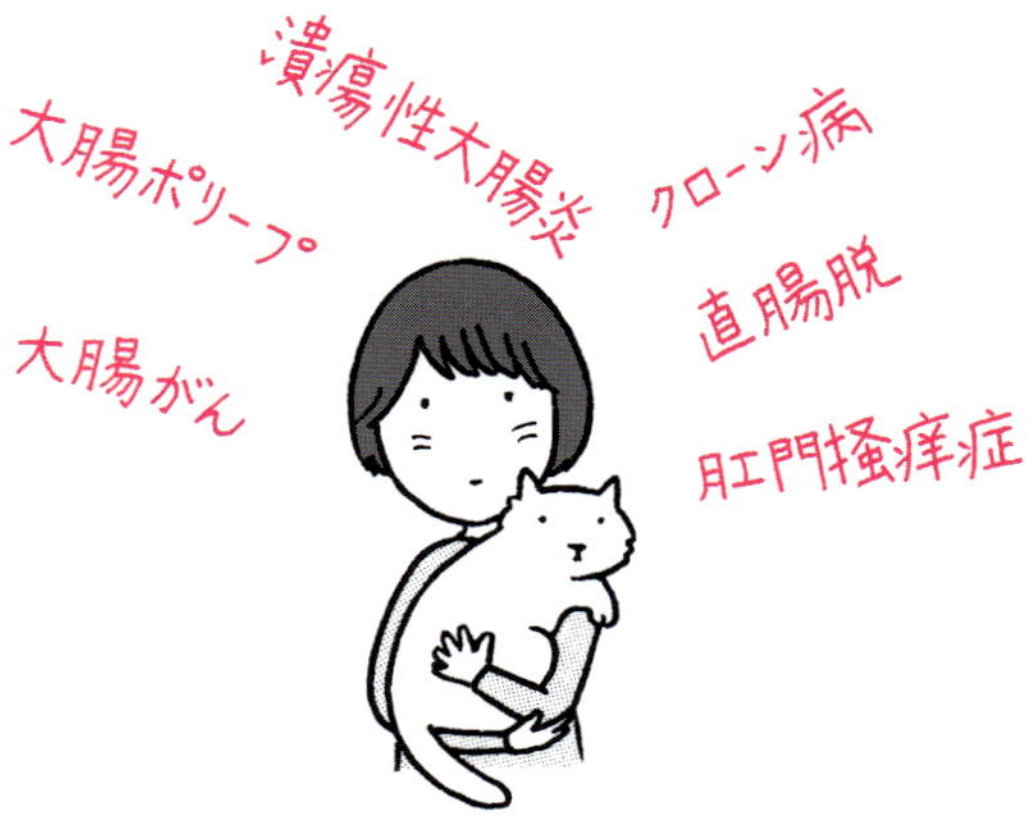

潰瘍性大腸炎
大腸ポリープ
クローン病
直腸脱
大腸がん
肛門掻痒症

◆クローン病

口から肛門までの消化管に、炎症を起こしたり潰瘍ができたりする原因不明の病気。粘血便や下痢、腹痛などの症状が見られる。10～20代の男性の発症が多く、潰瘍性大腸炎とともに、国より医療費助成を受けられる「指定難病」とされている。

◆直腸脱

腸の一部が肛門から飛び出す病気。内痔核といっしょに肛門の皮膚が出てくる脱肛《だっこう》と混同されやすい。高齢者や出産経験者に多く見られる。直腸脱がどのくらいの程度なのかは自分では判断できないため、専門医を受診して正しい診断をしてもらう必要がある。

◆肛門掻痒症《そうようしょう》

肛門周辺にかゆみがある病気の総称。肛門周辺を掻《か》きむしるために赤くなったり、湿疹《しっしん》が見られたりすることがある。初期段階では入浴後や就寝後など体温が高くなるとかゆくなるが、放っておくと昼夜を問わずかゆみを感じるようになる。かゆみを抑える外用薬で治療できるケースもある。

Chapter 1

お尻からの出血は病気のサイン？

お尻からの出血で考えられる病気と対策

まずは肛門科を受診する

いつものようにトイレに行って、ほっとひと息ついたのもつかの間、赤く染まった便器を見て「あっ！」と驚いた――そんな経験はありませんか？

お尻からの出血は、決して軽く見ないようにしましょう。出血は痔の場合だけではなく33ページに紹介したような痔以外の病気の可能性も考えられるからです。まずは肛門科を受診しましょう。問診や視診のあと、症状に合わせて適切な検査や治療が行われる、という流れが一般的です。

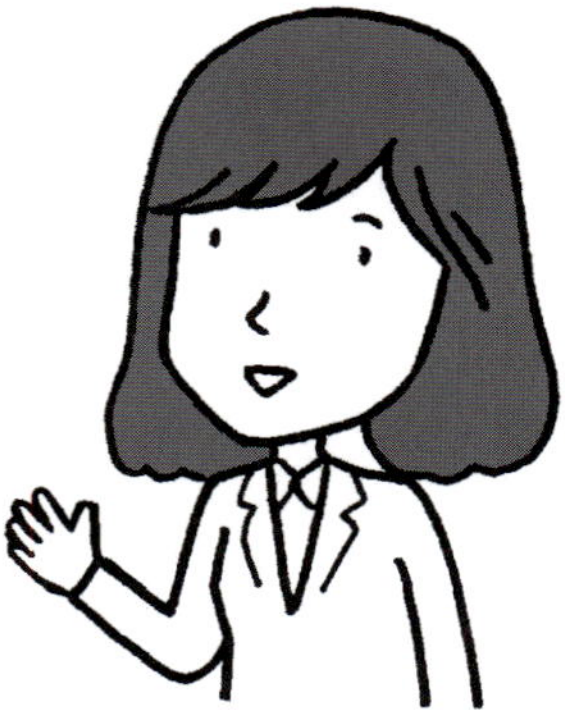

もしも「血便」が出たら？

便に血が混ざっている血便が出た場合も前述と同様、痔の場合と痔以外の病気の両方の可能性が疑われます。

血便は、食べ物を口にしてから排出するまでの消化・排泄《はいせつ》の過程で何らかのトラブルが生じて出血したことで、便に血が混ざって起こるもの。口に近い食道や胃、十二指腸などの上部消化管からの出血の場合は黒色に近い血便、小腸や結腸、直腸や肛門などの下部消化管からの出血の場合は肛門に近くなるほど鮮血が混ざったような血便がそれぞれ出ることが多いとされています。

血便が出た場合、内科、胃腸科、消化器科や肛門科を受診します。その際、便と血の混ざり具合を観察し報告すると、血便の原因解明のヒントになることもあります。

Chapter 2

痔についてきちんと知っておこう

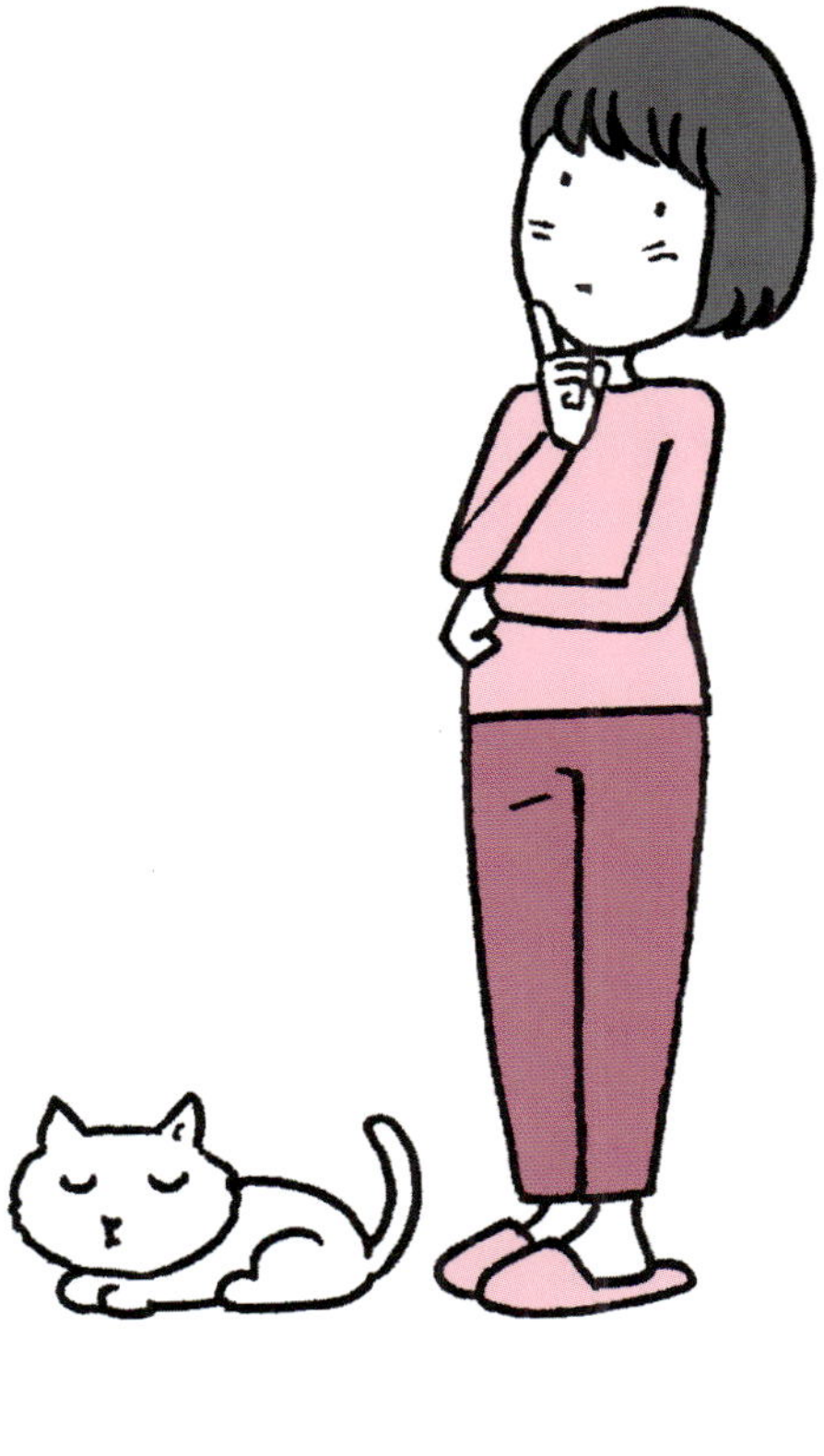

Chapter 2

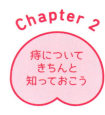

痔についてきちんと知っておこう

女性に多い「痔」と男性に多い「痔」は違う⁉

Chapter 1では、お尻のトラブルや不安を解消するためのセルフチェック法や、痔やそのほかの病気の種類などについてお話ししました。

ここでは、「痔とは、どんな病気なのか？」「どうして痔になるのか？」といった痔になる原因やメカニズムなど詳しい解説をしていきます。他人にはなかなか聞きにくい痔のことを正しく理解して、抱えている悩みや疑問点をスッキリさせましょう。

痔には3タイプある

肛門周辺の何らかの異常や病気のことをまとめて「痔」と呼びます。

Chapter 1でお話ししたとおり、痔には3タイプあります。もっとも多いタイプが、痔核《じかく》（いぼ痔）です。痔核には、内痔核《ないじかく》と外痔核《がいじかく》という2種類がありますが、一般的にいう痔核とは内痔核のことを指します。男女ともに痔の患者さんの半数を占めるのが痔核です。

ほかにも、男性に多い痔ろう（あな痔）と、女性に多い裂肛《れっこう》（切れ痔）があります。痔核、痔ろう、裂肛の3タイプの痔は、肛門の病気全体の約9割を占めています。

痔になりやすいのは、男性or女性？

痔は男女ともに共通して患う可能性のある病気です。ですが、とくに痔で悩んでいるのは男性よりも女性のほうが多いのも事実。そこには、このような背景があります。

たとえば、痔核は肛門周辺のうっ血（からだのある部分に静脈の血がたまった状態のこと）の一部がいぼ状に膨らんで起こるものです。このようなうっ血によって痔核を助長する要因として、便秘や冷えなどがあげ

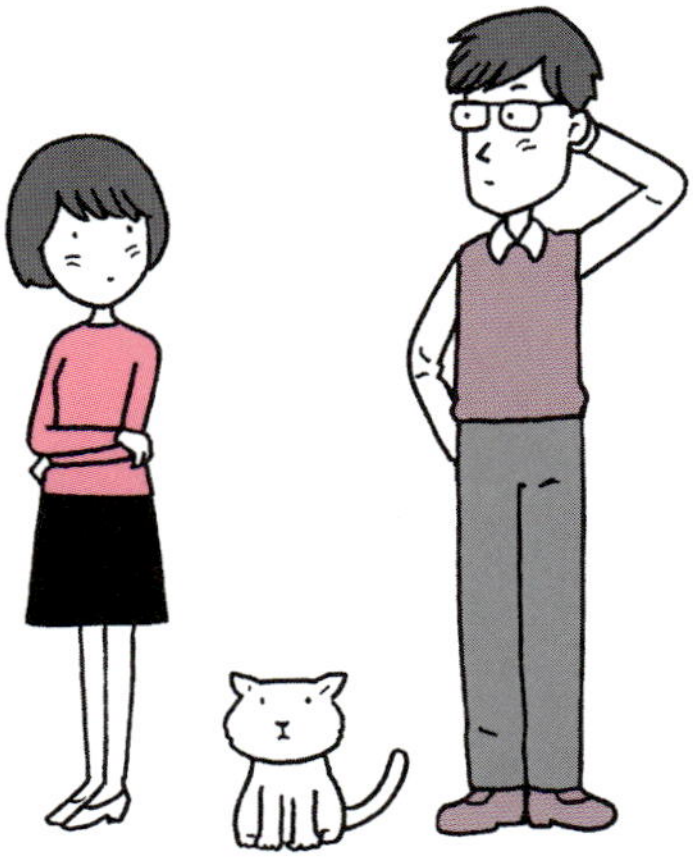

られます。

便秘になると、排便時に無理やり便を押し出そうといきむため、肛門部分に大きな負担がかかります。すると、うっ血しやすくなり、痔核になってしまうことが多いのです。硬くなった便を押し出そうとする際に肛門を傷つけてしまうこともあり、これが裂肛につながるケースもあります。

冷えも痔を誘発する原因のひとつ。冷えると肛門の血流が悪くなりますが、そうなるとうっ血しやすい状態になるからです。

便秘や冷えのほかにも、女性の場合、妊娠や出産をきっかけに痔になることも少なくありません。妊娠すると便秘になりやすくなったり、出産時に肛門への負担がかかることも、痔になるリスクを高めるものだからです。

このように、便秘や冷えなどの女性に多い悩みや、妊娠や出産といった女性ならではの機会があることからも、女性は男性より痔になりやすい環境だといえるでしょう。

Chapter 2

痔は自然に治る病気？

痔を放っておくと、どうなるの？

痔核（いぼ痔）、裂肛（切れ痔）、痔ろう（あな痔）という3タイプの痔は、いずれの場合も命にかかわるような重篤な症状になることはありません。ですが、痔は、放っておいて自然に治るほど単純な病気でもありません。一見、治ったように思えても、しばらくして繰り返すこともあり、慢性化してしまうことも多いのが痔の特徴です。

病院での受診が遅れる理由として考えられるのが、診察を受けることに対する恥ずかしさや怖さや面倒くささ、治療や手術に対する「痛そうだ」という不安などではないでしょうか。

しかし、繰り返しますが、痔は放っておいて治る病気ではありません。症状を悪化させると、日常生活に支障をきたすこともあるのです。

また、まれに痔ろうががんに移行する場合や、Chapter 1で述べたように、痔だと

肛門はこんなふうにできます

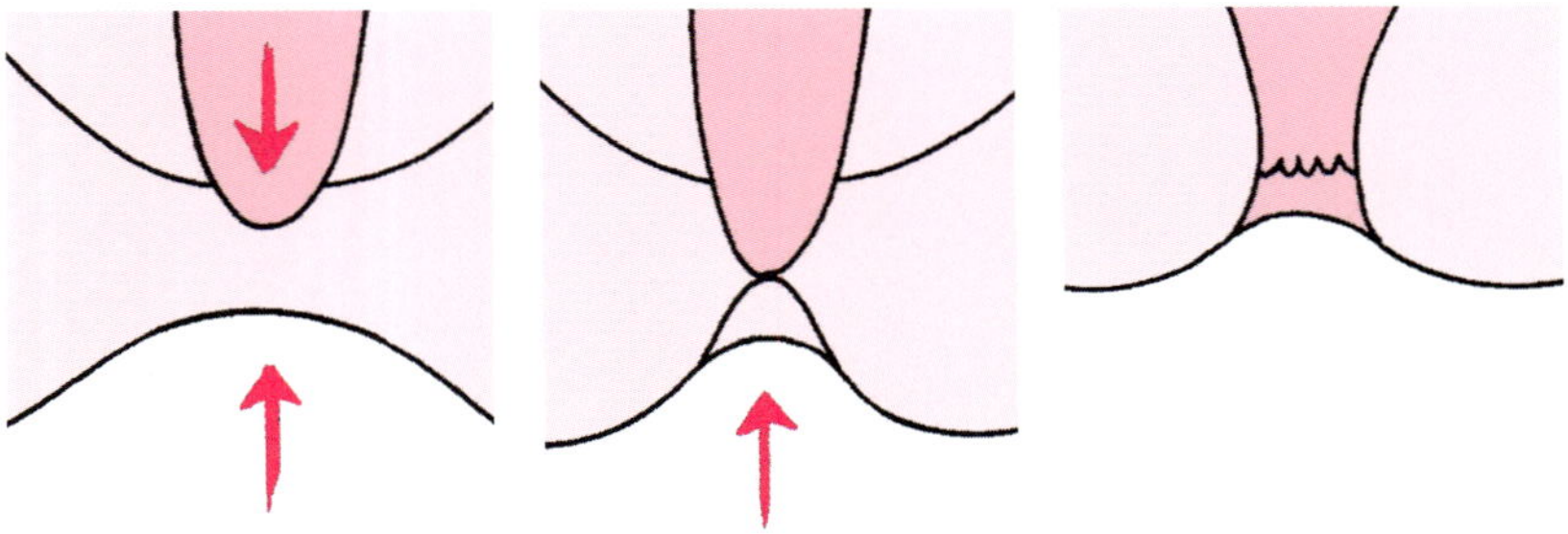

1 妊娠初期に肛門部分にへこみができて、少しずつ深くなっていく。同時に腸も下がってくる。

2 妊娠10週目頃になって皮膚のくぼみと腸がつながる。

3 便の通り道となる腸管ができる。つなぎ目はギザギザしたまま成長する。

肛門周囲はこんな構造になっています

内括約筋
肛門の開閉に関わる筋肉。自律神経に支配されているので、自分の意志で動かすことはできない（不随意筋）。便意が起こると自動的にゆるみ、排便が終わると自然に締まる。

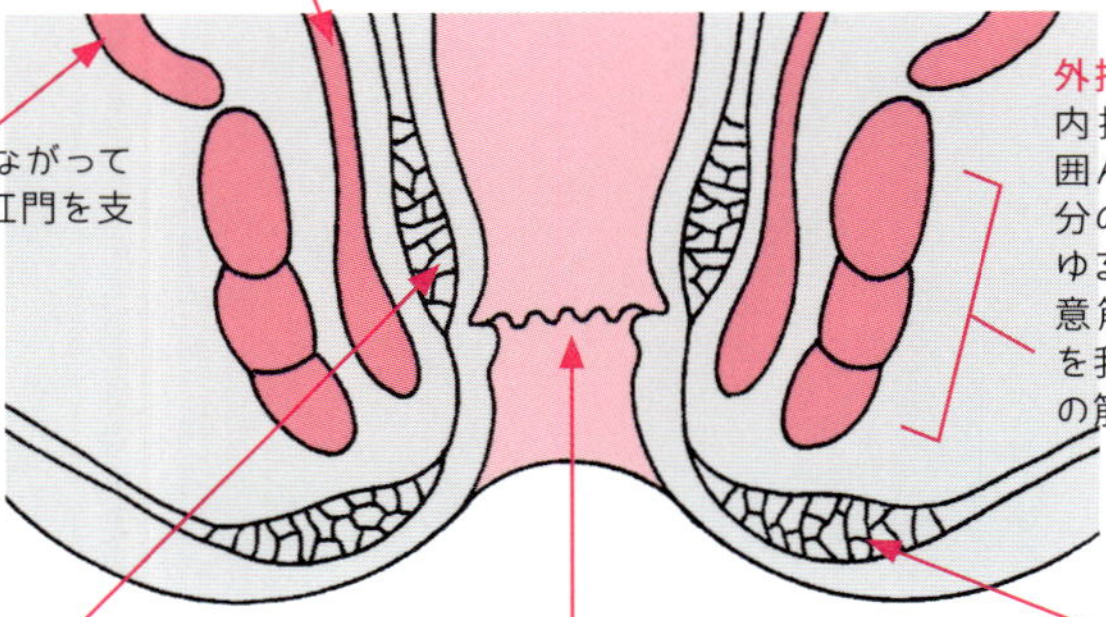

肛門挙筋
外括約筋とつながっていて、直腸や肛門を支えている。

外括約筋
内括約筋の外側を囲んでいる筋肉。自分の意志で締めたりゆるめたりできる（随意筋）。便やオナラを我慢できるのはこの筋肉のおかげ。

内痔静脈叢
（直腸側の肛門クッション）
この部分が腫れる痔核になる人も多い（内痔核）。

歯状線
胎児期にできた、直腸と皮膚のつなぎ目。ギザギザしたままの状態で残っている。

外痔静脈叢
（肛門部分のクッション）

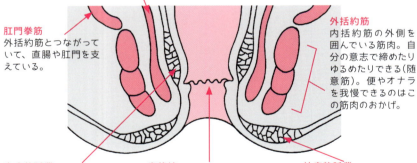

思っていたら大腸がんだったというようなケースもあります。

まずは、自分自身の症状がどんなタイプの痔で、どの程度のものなのかをきちんと把握すること。そして、できるだけ早期に治療を開始すること。それが、痔を治したり、ひどくしない近道といえるでしょう。

痛みが出ないタイプの痔もある

痔を慢性化させたり、悪化させたりする原因のひとつに、「自分では症状がわかりにくい」ということもあるでしょう。

たとえば、直腸粘膜側にできる内痔核（22ページの図を参照）は、その部位に痛覚がないため、痛みを感じることがありません。たとえ排便時に痛みがあったとしても、痛みが落ち着いてしまえば「たまたま痛かっただけだろう」と思ってそのままにしてしまうため、本当は痔になっていることに気がつかずにいることもあるのです。

排便時の出血についても同じことがいえます。仮に、排便時に出血があったとしても、その後に治まってしまえば「一時的なものに違いない」ととらえ、痔になっているにもかかわらず放置してしまうケースも見られます。

このように、精神的なハードルの高さや症状の把握のしにくさなどから病院での受診をためらう人もいます。ですが、思い切って病院を訪れた時には、痔がかなり進行していることも少なくありません。

あるデータによると、痔になった経験がある人のうち、「何もしないで放置した」という人は全体の約60パーセント、「病院へは行かずに市販薬を使用した」という人は全体の約25パーセントだったとのこと。痔の経験者の85パーセントが、自己判断で対処していることになります。

痔を慢性化させたり悪化させたりすると、時には手術が必要になることもあります。「もしかして……」と不安に思うことがあれば、素人判断をすることなく、早めに肛門科などの専門医で診てもらいましょう。

Chapter 2

肛門の構造と仕組みを知ろう

肛門はデリケートで複雑な器官

痔という病気を知るにはまず、肛門の仕組みを理解しておく必要があります。

私たちの体に肛門ができる時期は、胎児の頃までさかのぼることになります（44ページの図を参照）。妊娠初期に母親のお腹の中で、肛門部分の皮膚にくぼみができ、そのくぼみが少しずつ深くなり、同時に腸も下がっていきます。

妊娠10週目頃になると、ようやく皮膚のくぼみと下がってきた腸がひとつにつながり、便の通り道ができあがります。このつなぎ目の部分は、ギザギザとしていて歯が並んでいるような状態なので、「歯状線《しじょうせん》」と呼ばれます。肛門は、歯状線から下に続く1・5～2センチまでの部分のことをいいます。

肛門の周囲は、内臓の一部である直腸の先端部分と、体の表面を覆っている皮膚の接続部

口から入った食べ物が
便になるまで

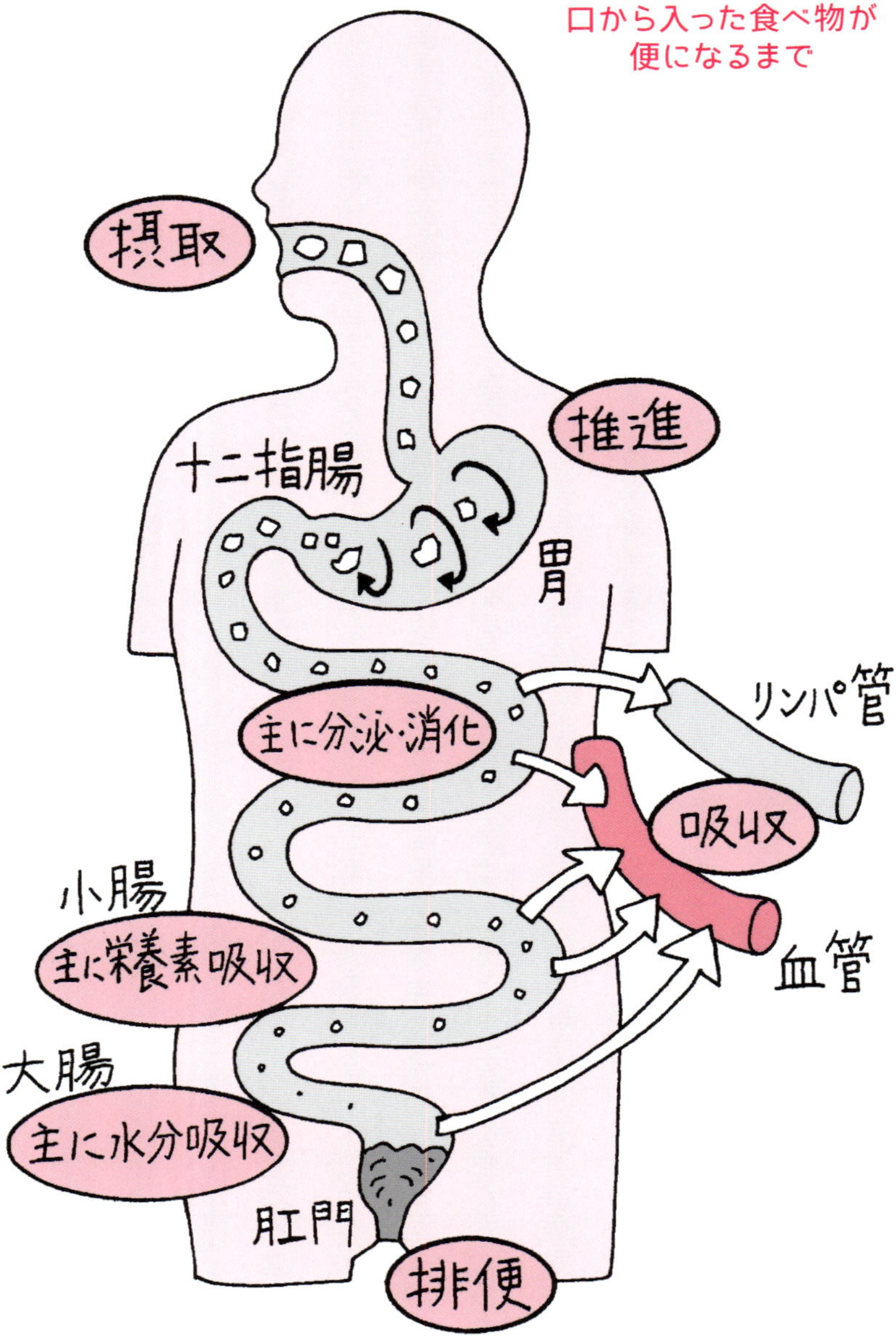

分にあたります。肛門は、神経組織や血管など性質の異なる組織が並んだ複雑な構造をしているのです。

ちなみに、直腸部分は粘膜で覆われ、自律神経の支配を受けているので痛みを感じないのが一般的です。一方、肛門上皮《じょうひ》と呼ばれる皮膚組織で形成されている肛門は、脊髄《せきずい》神経に支配されているため、痛みを強く感じるようになっています。肛門にできた外痔核や、排便時に裂肛（切れ痔）が痛みを感じるのはそのためです。

口から入った食べ物は、こうして便になる

口から入った食べ物は食道を通り、その一部が消化されながら胃や十二指腸、小腸へと送られます。小腸へ進み、通過しながら消化・栄養が吸収されていきます。食べ物の残りは蠕《ぜん》動《どう》運動により結腸に送られます。水分が少しずつ腸壁に吸収されながら、便ができあがっていき、S字結腸で排泄《はいせつ》される便の状態となります。

さらに、S字結腸から直腸に便がたどり着いた段階で、直腸壁は圧迫されることになります。これにより、排泄のサインが大脳に送られ、便意が起こるのです。その後、大脳は下腹部にいきみの指令を送り、同時に内括約筋《ないかつやくきん》がゆるみ、肛門から便が排泄されます。

直腸や肛門は、口から入れた食べ物が便となって排泄される最終的な通り道。当然のことながら、痔になってしまうと排便に支障をきたすことになるのです。

Chapter 2

もっとも
ポピュラーな
痔のタイプ

肛門付近がうっ血して膨らむ「痔核（いぼ痔）」

痔の中でもっとも多く、男女ともに患者の大半を占めるのが痔核（いぼ痔）。痔核には、内痔核と外痔核という2種類があり、一般的に痔核というと内痔核のほうを指します。

直腸と肛門の境界周辺には、動脈や静脈などが集中して存在するクッション部分がありま す。弾力のある組織のクッション部分に負担がかかってうっ血し、部分的に腫《は》れて大きな「いぼ」のようになってしまったものを痔核（いぼ痔）と呼びます。

痔核になるきっかけとして考えられるのは、排便時のいきみや長時間同じ姿勢でいること（立っていても、座っていても）、妊娠・出産や冷えなどもあります。

ひと口に痔核といっても、実は2種類あります。歯状線よりも直腸側にいぼができたものを内痔核、歯状線よりも外側にできたものを外痔核といいます（54ページの上の図を参照）。

痛覚が存在しない直腸粘膜が膨らんでできた内痔核は、痛みを感じることはありません。ですが、直腸粘膜は非常に軟らかいので、排便時に便との摩擦で傷つき、出血しやすいのが特徴です。

肛門側にできる外痔核は、脊髄神経の影響を受けるため、排便時や排便以外でも痛みを感じることがあります。出血は比較的少ないでしょう。また、内痔核が大きくなって外痔核と合併することもあります。その場合は通常の外痔核と同様、痛みをともないます。

進行状況により4段階に分類される内痔核

内痔核は、発症しやすい位置があります。これは、肛門を走っている動脈や静脈の位置とも関係しています。

肛門を時計に見立てて、お腹側を12時、背中側を6時とすると、内痔核ができやすいのは3時、7時、11時の位置です。動脈の枝分かれによっては、1時と5時にできることもあります。

また、内痔核は、進行の度合により次の4段階に分類されます（54ページの下の図を参照）。

●第1度
クッション部分が腫れた初期の内痔核の状態。痛みはないものの、排便時に出血がある。ポタポタと垂れるものやピューッと勢いよく出るものなど、出血の状態はさまざま。

●第2度
痔核が大きくなり、排便時に出血するだけでなく、いきんだ勢いで痔核が肛門から飛び出してくる（脱出）状態。排便が終わり、いきむのをやめると痔核は自然に中に戻る。痛みはともなわないが、排便後に残便感などを感じることがある。

●第3度
さらに痔核が大きくなり、排便時に肛門から飛び出した痔核が、排便後も自然に中に戻らず、指で押し込んで戻す必要がある状態。また、くしゃみをしたり、重いものを持ち上げたりして腹圧がかかったタイミングで痔核が肛門から飛び出すこともある。

腫れが大きくなり、肛門部分にまで達して痔核をともなうようになると、痛みが起こる。

内痔核と外痔核

内痔核
歯状線より直腸側にできるもが内痔核。痛みは感じないが出血がある。

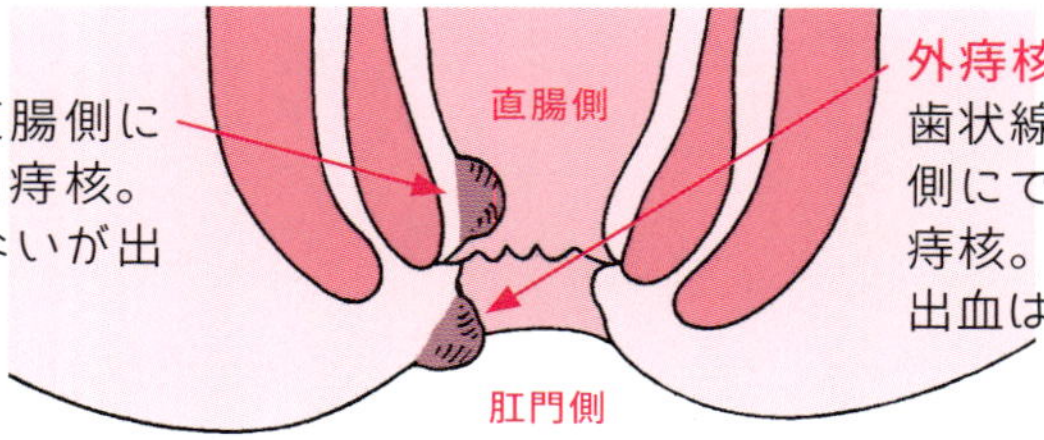

外痔核
歯状線より下の肛門側にできるものが外痔核。痛みはあるが出血は少ない。

内痔核はこうして進行します

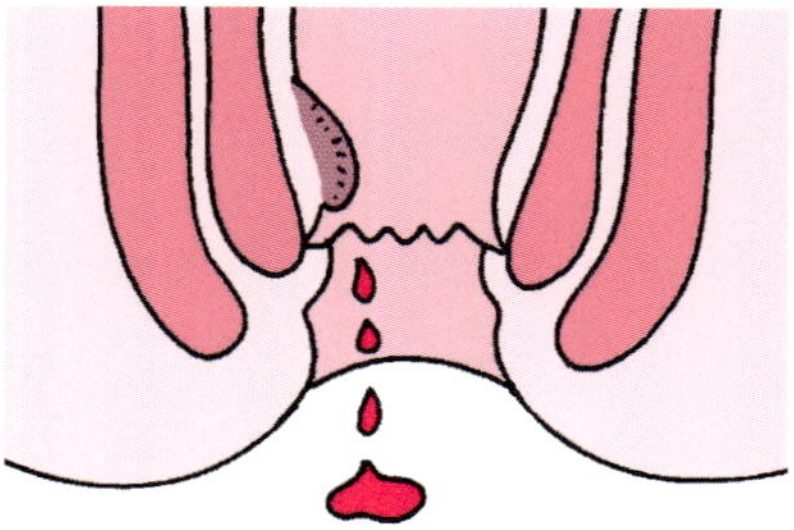

第１度
痛みはないが、排便時に出血がある。

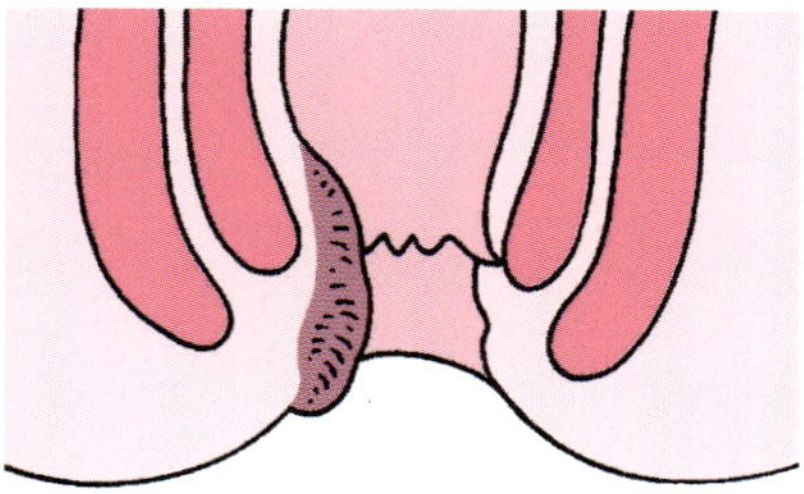

第２度
排便時に痔核が脱出するが、自然に中に戻る。

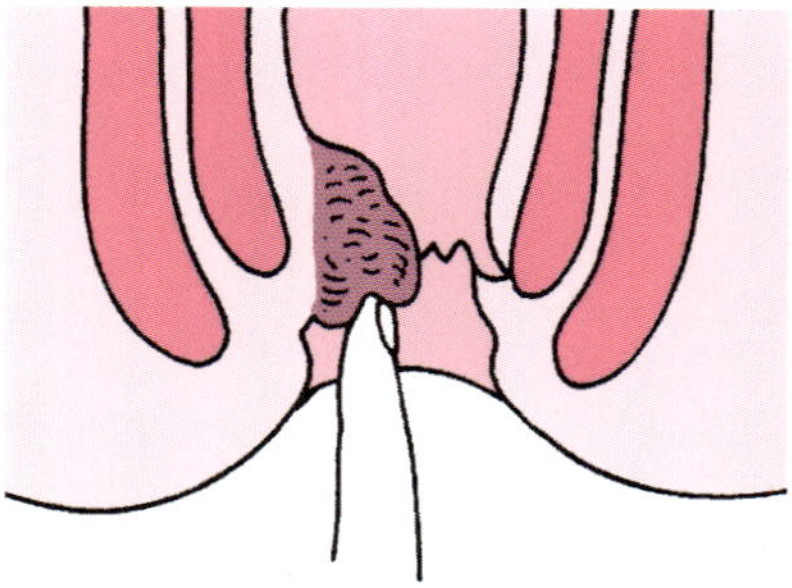

第３度
脱出した痔核が、指で押し込まないと中に戻らない。

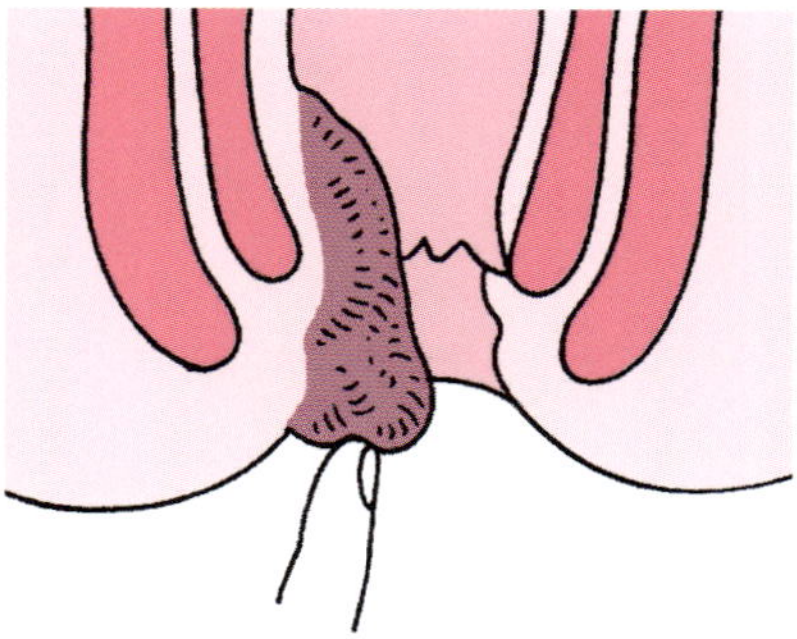

第４度
痔核が出たままで硬くなる。痛みや出血はなくなるが、粘液が染み出てくる。

●第4度

内痔核の最終段階。肛門から飛び出している痔核が、指で押し込んでも中に戻らなくなり、飛び出したままの状態。これを脱肛《だっこう》という。

脱肛自体は痛みもなく、出血もないものの、粘液が染み出して下着が汚れるなど、つねに不快感がともなう。

激しい痛みをともなうことも多い外痔核

痛みのないケースがほとんどの内痔核とは異なり、肛門側にできる外痔核は激しい痛みをともないます。ある日突然、コリコリとしたしこりのような血栓《けっせん》と呼ばれる血のかたまりができるのが特徴です。

痛みをともなう外痔核は、おもに次の2種類があります（次ページの図を参照）。

●血栓性外痔核《けっせんせいがいじかく》

肛門周辺にあずき大の黒ずんだ血栓ができ、激しい痛みをともなう。肛門を指先で触ると、しこりに触れることができる。体の冷えや便秘でのいきみ、下腹部に力を入れるようなスポーツのあとなどに突然痛みが起こる。
激しい痛みがある割には比較的、治療しやすく、軟《なん》膏《こう》の塗布や内服薬で痛みが和らぎ、個人差はあるが1週間から1ヵ月程度で痔核がなくなるケースもある。

●嵌頓《かんとん》痔核《じかく》

肛門から飛び出した内痔核が腫れ、元に戻らなくなった状態で悪化したもの。内痔核が大きくなって飛び出した部分に血栓ができ、激しい痛みに耐えかねて病院に駆け込むケースがほとんど。ひどい場合、腫れがこぶし大まで大きくなることもある。

外痔核による激しい痛みは、血栓が皮膚の痛覚を刺激することで起こります。さらに、痛みにより内括約筋が刺激されて痙攣《けいれん》を起こし、筋肉で締めつけられる

痛みをともなう外痔核

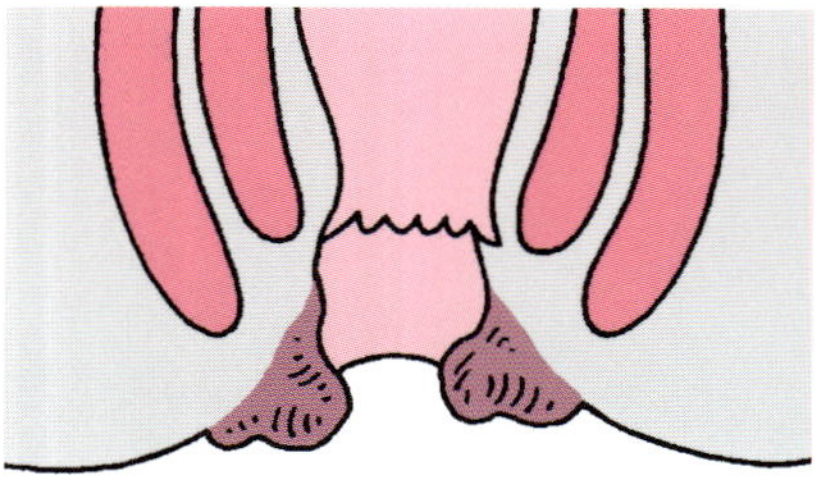

血栓性外痔核
肛門周辺部に小豆大の血栓ができ、排便やスポーツなどでいきむと激しく痛む。排便はもちろん、座ることもままならないような激しい痛みがあることも。皮膚が破れると出血する。

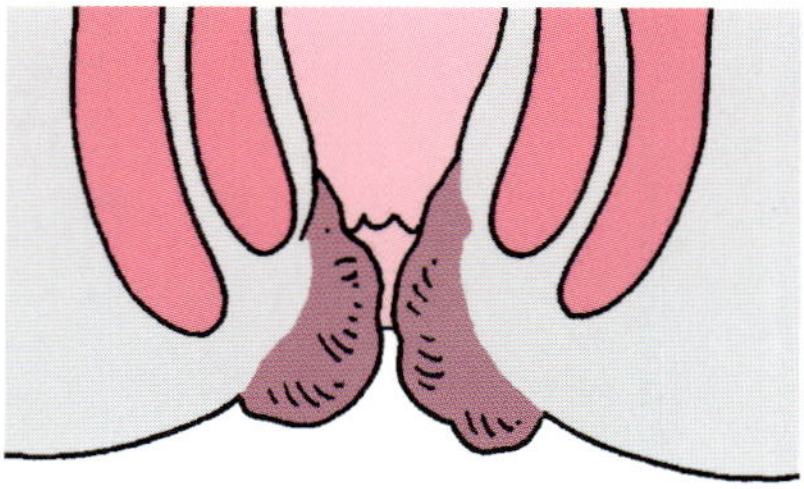

嵌頓痔核
脱出した痔核が腫れ、元に戻らなくなった部分に血栓ができ、大きく腫れた状態。激しい痛みに襲われる。

ことで痛みが増幅されてしまいます。

もしも外痔核による激しい痛みに襲われた場合、まずは患部を温めて血流をよくする工夫をします。血流がよくなると血栓が自然と皮膚に吸収されるので、痛みが和らぐ効果が期待できるでしょう。ほかにも、痛みをともなう痔核は、坐薬や軟膏などによる治療で症状を緩和させることができます。

Chapter 2

女性に多く、
慢性化しやすい
痔のタイプ

硬い便で肛門付近の皮膚が切れる「裂肛（切れ痔）」

排便時、硬い便が肛門から押し出される時に、歯状線より下の部分が切れたり裂けたりして起こる裂肛（切れ痔）。20～30代の若い世代や女性に多いといわれています。

裂肛（切れ痔）は、肛門の皮膚が裂けてしまった外傷のような状態の痔です。肛門上皮の皮膚は、直腸粘膜のように弾力性がないために傷つきやすく、簡単に切れたり裂けたりしてしまいます。裂肛は、20～30代の若い世代や女性に多いといわれています。

裂肛の多くの場合、排便後に鮮血がトイレットペーパーにつく程度の軽い出血が見られますが、中にはボタボタと出血することもあります。

やっかいなのは、排便のたびに起こる痛みでしょう。裂肛が起こりやすい肛門上皮は、歯状線よりも下にあります。その部分には、痛みを感じる神経が通っているため、激しい痛みをともないます。

初期段階の裂肛の場合、排便時にピリピリッと肛門が痛む程度です。温水洗浄の際に肛門周辺にしみることもありますが、排便後、しばらくすると消えるくらいの軽い痛みです。

傷口が小さくても、それが深ければ痛みは強く、痛みの刺激により肛門周辺の内括約筋の痙攣が引き起こされ、排便後にもジーンとした鈍痛がしばらく続くことになります。

裂肛は、痔の中でも慢性化しやすいといわれているもの。そこにはこんな悪循環がありま す。「排便のたびに痛くなるのが怖い」↓「つい便意を我慢する」↓「我慢した便が、直腸内にとどまっている間に水分が失われて硬い便になる」↓「次の排便時には、さらに硬い便が肛門をこすって傷つけることになる」↓「傷口が悪化して、痛みも激しくなる」↓「その痛みから逃れようと、また便意を我慢する」……こうした悪循環により、裂肛は慢性化しやすくなってしまうのです（61ページの図を参照）。

裂肛の最大の原因は「便秘」

裂肛の最大の原因は便秘です。便秘により硬くなった便を、無理に出そうとしていきむので、肛門の皮膚が切れてしまうのです。

妊娠をきっかけに裂肛になる女性が多いのもそのためです。妊娠時は、便秘になりやすいとされているからです。

ほかにも、裂肛になる原因として、便秘とは反対に下痢のように勢いよく出る便によることもわかっています。

裂肛になりやすい部分は、いきんだときに力がかかりやすい場所です。肛門を時計に見立てて、お腹側を12時、背中側を6時とすると、裂肛になりやすいのは6時の位置が約9割を占め、次いで反対側の12時に多く見られます。

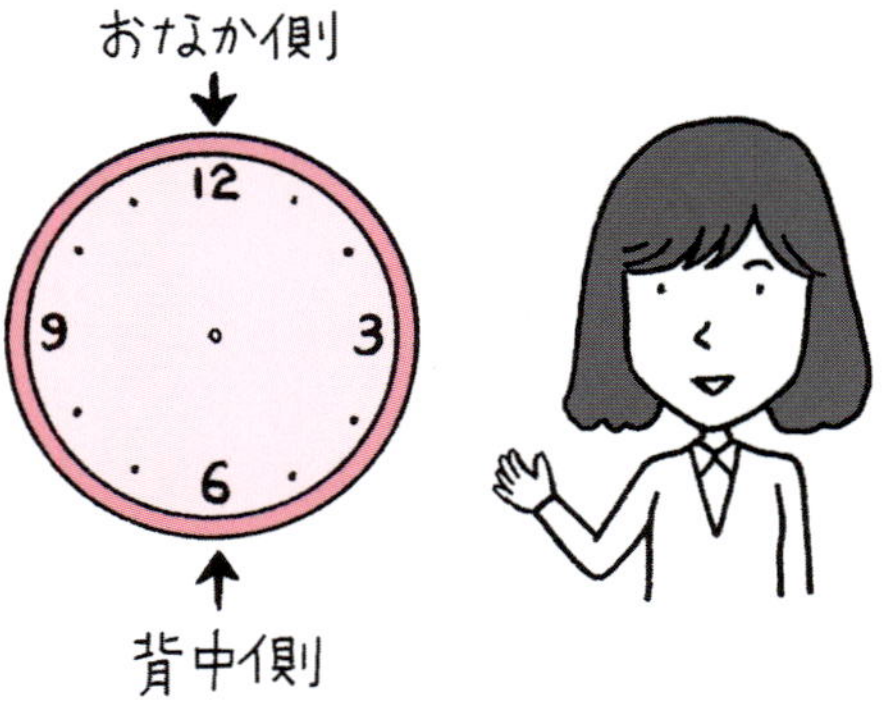

裂肛になりやすい場所

裂肛が慢性化すると、どうなるの？

便秘の状態が長く続くと、排便のたびに便により傷が大きく、深くえぐられていきます。

こうして裂肛が進むと、傷口の周囲が腫れて炎症を起こし、潰瘍《かいよう》のようになってしまうので

裂肛はこうして繰り返します

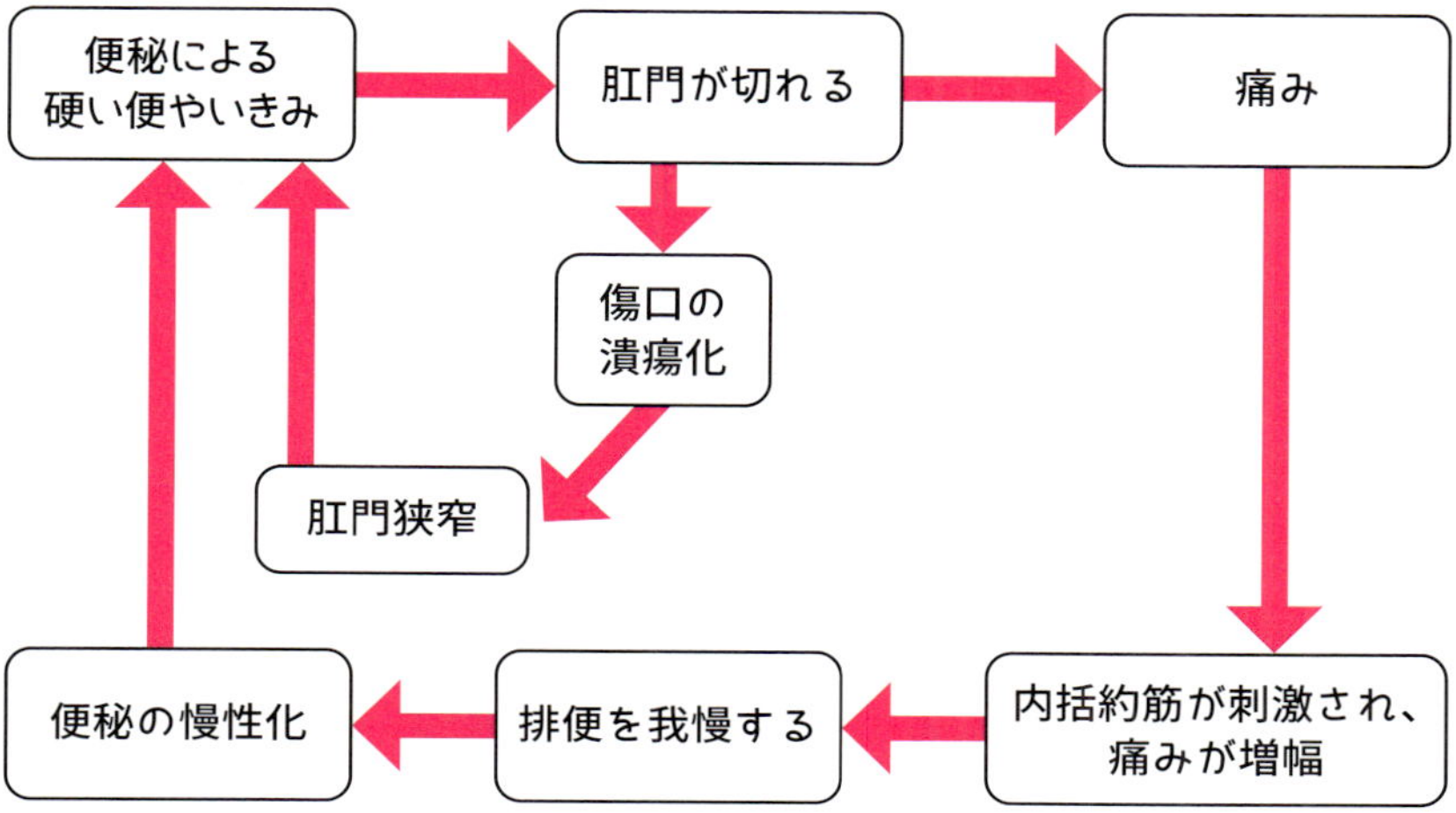

す。これが肛門潰瘍といわれる状態です。

肛門潰瘍が進行し、横筋にまで炎症が及ぶと、肛門が狭まった状態のまま硬くなる肛門狭窄《きょうさく》といわれる症状になります。肛門狭窄になると、肛門が狭く細くなるので便が出にくくなり、ますます排便が困難になるのは必至。便秘は深刻になり、傷口は悪化していくことになります。

さらに、傷口に残る便により細菌感染や炎症を起こし、粘膜上部にポリープができたり、肛門の周囲に肛門皮垂《ひすい》（見張りいぼ）と呼ばれる突起ができたりすることもあります（95ページの図を参照）。

原因となる便秘の改善がカギ

裂肛を悪化させないためには、できるだけ早い段階で、裂肛の原因となる便秘や下痢を改善することが大切です。

初期の軽い裂肛であれば、「便秘や下痢を改善して、スムーズな排便をうながす」といった日常の生活習慣を見直す療法を行うだけで、自然に治っていくことも少なくありません。

とくに、食生活を改善することは重要です。腸内環境を整えて、善玉の腸内細菌を増やし、軟らかくて質のいい便がつくられるような食生活にしていくことを目指しましょう。

ほかにも、日常生活でできることとしては、入浴もおすすめです。湯船につかり、肛門周辺を温めて、普段から血行をよくしておくことを心がけましょう。

慢性化した裂肛の治療は、基本的には生活療法と軟膏などの薬物療法です。ただし、肛門狭窄がある場合は、症状に応じて狭くなった肛門を指で広げる肛門拡張術などが行われるケースもあります。ポリープや肛門皮垂ができているような慢性化した裂肛では手術が必要になる場合もあります。

Chapter 2

男性に多く、肛門に膿の通り道ができる痔のタイプ

下痢などによる細菌感染で起こる「痔ろう（あな痔）」

肛門の周辺が細菌によって化膿《かのう》し、肛門の内外がトンネル状につながった状態になる痔ろう（あな痔）。青年から中年世代の男性に多いといわれています。

痔ろう（あな痔）は、肛門からお尻へ膿《うみ》の通り道ができてしまった状態をいいます。

なぜトンネル状の穴ができてしまうのでしょうか？　痔ろうのことを知るには、痔ろうの前段階ともいわれている肛門周囲膿瘍《のうよう》という肛門の病気を知るところからスタートする必要があります。痔ろうは、肛門周囲膿瘍のあと、膿の出る管が形成された状態のことでもあるからです。

痔ろうを引き起こす「肛門周囲膿瘍」とは？

直腸と肛門の境目の歯状線《しじょうせん》には、肛門陰窩《いんか》といわれる上向きのポケット状のくぼみがあります。個人差はあるものの、一般的には肛門陰窩は6～11個あるといわれています。深さが1ミリ程度の小さいくぼみなので、通常はここに便が入ることはまずありません。ですが、下痢のような水様便の場合、くぼみの中に便が入り込んでしまうケースがあります。その際、もしも病気や疲労などにより体力や免疫力が低下していると、便に含まれている大腸菌などの細菌により、くぼみとつながっている肛門腺が炎症を起こしてしまう可能性があるのです。この炎症が肛門周囲に広がり、膿がたまった状態を肛門周囲膿瘍といいます。

下痢のほかにも、肛門陰窩が深い人や排便時に強くいきむ人なども、発症しやすいといわれています。

裂肛が若い世代の女性に多いのに対し、痔ろうは青年から中年世代の男性に多く見られます。

肛門周囲膿瘍は痛いが、痔ろうは痛くない

肛門周囲膿瘍になると、化膿して膿がたまった部分が赤く腫れ、強い痛みをともないます。炎症を起こすために発熱し、時には39度以上の高熱になることもあります。ただし、この段階できちんと肛門周囲膿瘍を治しておけば、約半数の人は痔ろうにならずに済むとされています。

肛門にたまった膿が、出口（二次口）から排出されれば炎症は治まります。出口から膿が出ると下着が汚れるため、不快感はあるものの、すっかり出てしまうことで出口はふさがります。

問題は、入り口（原発口）が残っていることです。痔ろうになると、入り口から出口へと延びる管が形成されてしまうため、しばらくして細菌が入り込んで炎症を起こすと、ふたたび肛門周囲膿瘍になってしまうからです。こうして痔ろうは繰り返し再発し、自然に治ることはほとんどありません。痔ろうになってしまった場合、原発巣になっている肛門腺と、原発口になっている肛門陰窩を手術によって取り除く必要があります。

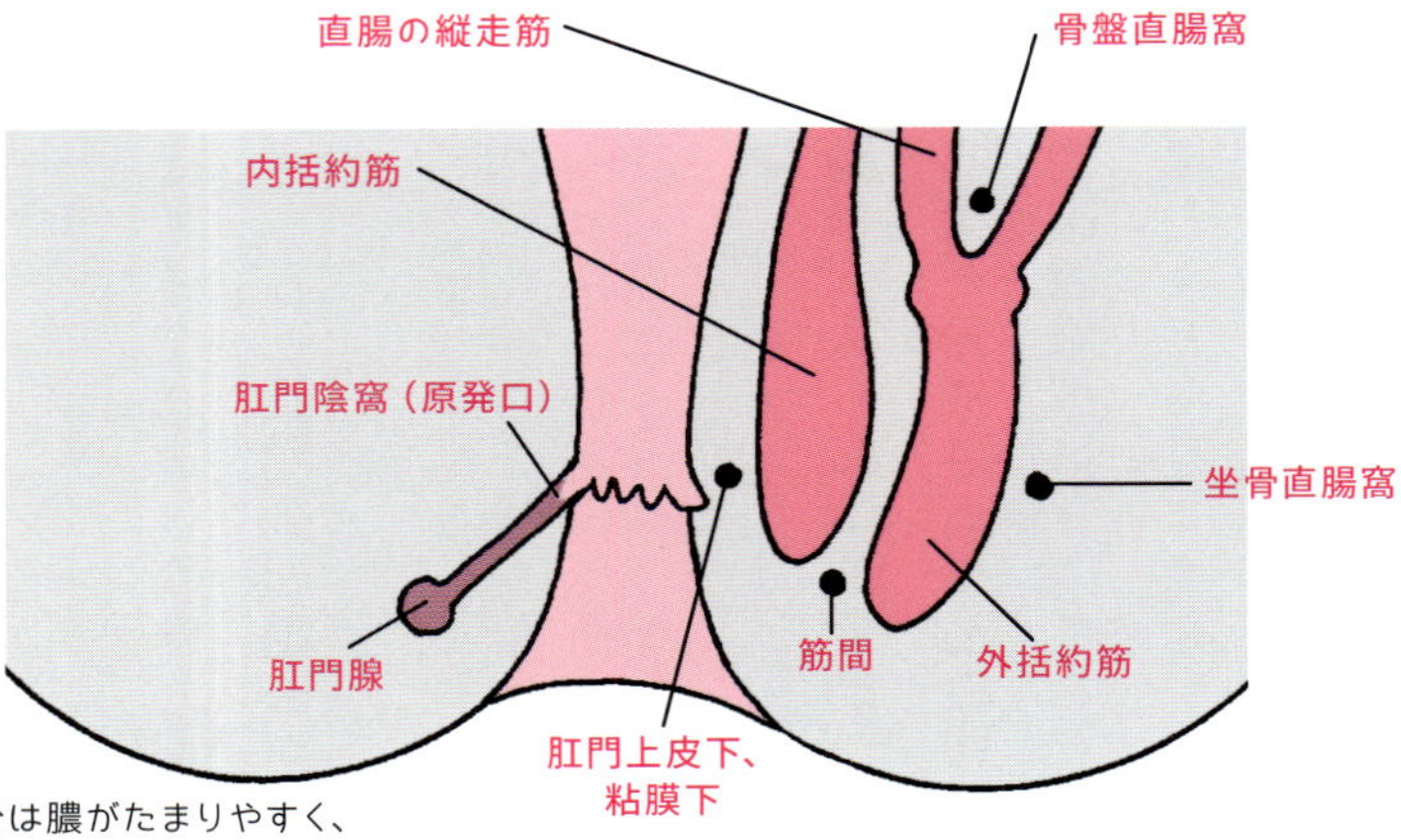

●印の部分は膿がたまりやすく、
肛門周囲膿瘍になりやすい。

肛門周囲膿瘍のできやすい場所

痔ろうと手術の難易度

痔ろうは、膿の管のできる場所や方向により、次の４つのタイプに分類されます。

●低位筋間痔ろう（手術の難易度　★☆☆☆やさしい）

膿の管が内括約筋と外括約筋の間を通り、下方に向かって延びるタイプ。出口が自然に外へ開いて膿が排出される場合もある。痔ろうの大半はこのタイプで、管が浅く、シンプルに延びているので手術も難しくないとされている。

●高位筋間痔ろう（手術の難易度　★★☆☆　比較的やさしい）

膿の管が内括約筋と外括約筋の間を通って上のほうへ延びているタイプ。管が上に向いているため、体の外につながる出口がなく、お尻の奥のほうで鈍痛や違和感を覚える状態が続く。管が奥のほうに位置している分、手術は難しくなる。

●坐骨《ざこつ》直腸《ちょくちょう》窩《か》痔ろう（手術の難易度　★★★☆　比較的難しい）

膿の管が外括約筋を突き抜けて肛門挙筋《こうもんきょきん》の下のほうに延びているもの。管が筋肉の間を複雑に通っているため、難しい手術になる。低位筋間痔ろうの次に多いタイプ。

●骨盤《こつばん》直腸《ちょくちょう》窩《か》痔ろう（手術の難易度　★★★★　難しい）

膿の管が肛門挙筋の上のほうを向いて延びているタイプ。痔ろう全体の数パーセントといわれる珍しいタイプでもある。直腸が狭くなる直腸狭窄を起こすこともある。深い部分に管が通っているため、管を取り除くのは難しく、人工肛門にしなくてはならないケースもある。

早めに受診して確実な治療を

繰り返しになりますが、肛門周囲膿瘍から痔ろうになった場合、自然に膿が排出されると一時的に症状が落ち着くことはあります。ですが、きちんと治療をせずに痛みを我慢したり、痛み止めなどを服用してごまかしたとしても、病状は悪化するばかりです。

痔ろうはほかのタイプの痔とは異なり、入浴で肛門周辺を温めるのはNG。化膿を助長する原因にもなりかねません。肛門をお湯などで洗い、清潔に保つ必要はあるものの、決して温めないように気をつけましょう。体を温める作用のあるアルコールの摂取も控えましょう。

応急処置としてお尻を冷やすことは有効ですが、できるだけ早めに専門医を受診することが最優先でしょう。

Chapter 2

痔になりやすいのは、どんな人？

痔になりやすい10の生活習慣

痔は、食事や排便習慣、加齢や運動などさまざまな原因によって起こります。たとえばひと口に「排便異常」といっても、原因によっては対処法や改善法が異なることもあります。まずは、自分の痔の原因となる事柄について探ってみましょう。

痔になるきっかけの大半は排便異常

多くの場合、痔になるきっかけの大半は排便異常です。考えてみれば、肛門から直腸は便の通り道。排便の習慣や便の質が、肛門周辺の環境に大きく影響するのは当然といえるでしょう。便に異常が生じると、通り道とはいえ無関係では済まされないのです。

たとえば、私たちが1回に排泄する便は、バナナ1本分くらいの太さと量が理想的といわれています。適度な硬さの便は、水分を70～80パーセントほど含んでいるとのこと。これより極度に硬い便の場合は痔核や裂肛になりやすく、軟らか過ぎる便の場合は痔ろうになりやすいと考えられます。毎日スムーズで理想的な排便ができていれば、痔に悩まされることもないでしょう。そのくらい、排便が正常であることは、痔の問題に大きく関わっているのです。

排便は、食生活や生活習慣と深く関わっています。たとえば、腸の蠕動運動を助け、質のいい便の材料となる食物繊維や乳酸菌を積極的にとるような毎日の食事をするのが、痔になりにくい食生活の基本。そのほかにも、お通じのリズムやいきむタイミング、姿勢や運動、ストレスなどさまざまな生活習慣によって痔になりやすいかどうかは変わってくるのです。

こうして考えると、痔が生活習慣病であることがわかるのではないでしょうか。

やってしまいがちな10の生活習慣に気をつけよう

痔になりやすい生活習慣として、次のことが考えられています。いずれもよくあることですので、痔にならないためにも意識しておく必要があります。

1．トイレを我慢する

便意があっても、それを我慢すると排便のタイミングを逃し、便秘になってしまう可能性があります。出すべき便が直腸にたまったまま、次第に硬くなってしまうと肛門への負担は大きくなるばかり。痔にならないためにも便意を感じたら、タイミングを逃さずすぐにトイレに行きましょう。

2．長時間、同じ姿勢でいる

同じ姿勢で長時間いること、とくに座ったままでいるような作業はお尻に負担がかかるものです。デスクワークや車の運転、移動時間の長い旅行や出張、パチンコやゲーム、編み物や釣りなど、同じ姿勢が長く続くシーンでは、定期的に姿勢を変える工夫が必要です。

気をつけたいのが、立ったままの姿勢もじつはお尻に負担がかかっている、という点。立った姿勢は、心臓より下にお尻があるため、血流が悪くなり、うっ血しやすいので注意しましょう。

3. 冷え

冷えは痔を助長します。冷えにより血行が悪くなると、うっ血をうながすことになり、痔になりやすくなるからです。とくに女性の場合、下半身を冷やすようなファッションや冷房によって体が冷えやすくなる人が多いので気をつけましょう。

4. 運動不足

運動不足も血行不良や冷えを招き、お尻に負担をかけます。とはいえ、無理にハードなスポーツをする必要はなく、たとえばストレッチなどで筋肉のコリをほぐすだけでも血行はよくなり、体が温まります。

5. ストレスをためる

ストレスも痔の大きな要因となります。便をつくる腸の働きは、自律神経が関わっているのでストレスの影響を受けやすいのです。心配事があってお腹がゆるくなったり、便秘で苦しんだりした経験は誰にでもあるのではないでしょうか。ストレスを上手に回避したり発散させたりすることは、痔を予防するうえでも大切なことなのです。

6. 暴飲暴食

痔を誘発しやすいライフスタイルとして、暴飲暴食も要注意です。アルコールに関しては、摂取し過ぎると下痢を起こしやすくなるだけでなく、生活リズムを乱すことにもなり悪循環を招きかねません。ほかにも、食べ過ぎや偏食なども腸の調子を崩し、便秘や下痢の原因になります。朝食を抜くなど、不規則な食生活も改善するようにしましょう。

7. 疲労

意外に思うかもしれませんが、疲労も痔の要因のひとつです。体力が落ちている時は、体の抵抗力も弱っている時。細菌などに対して戦う力が弱まり、炎症を起こしやすくなります。

8. 温水洗浄便座の誤った使い方

温水洗浄便座は、排便後の患部を清潔に保つには非常に有効です。ですが、温水を勢いよくあててしまい、強すぎる刺激によりかえって痔を悪化させてしまうことがあります。便意をうながすために肛門に温水をあてた結果、傷つけてしまうケースも。正しい使用法で痔からお尻を守りましょう（詳しくは159ページを参照）。

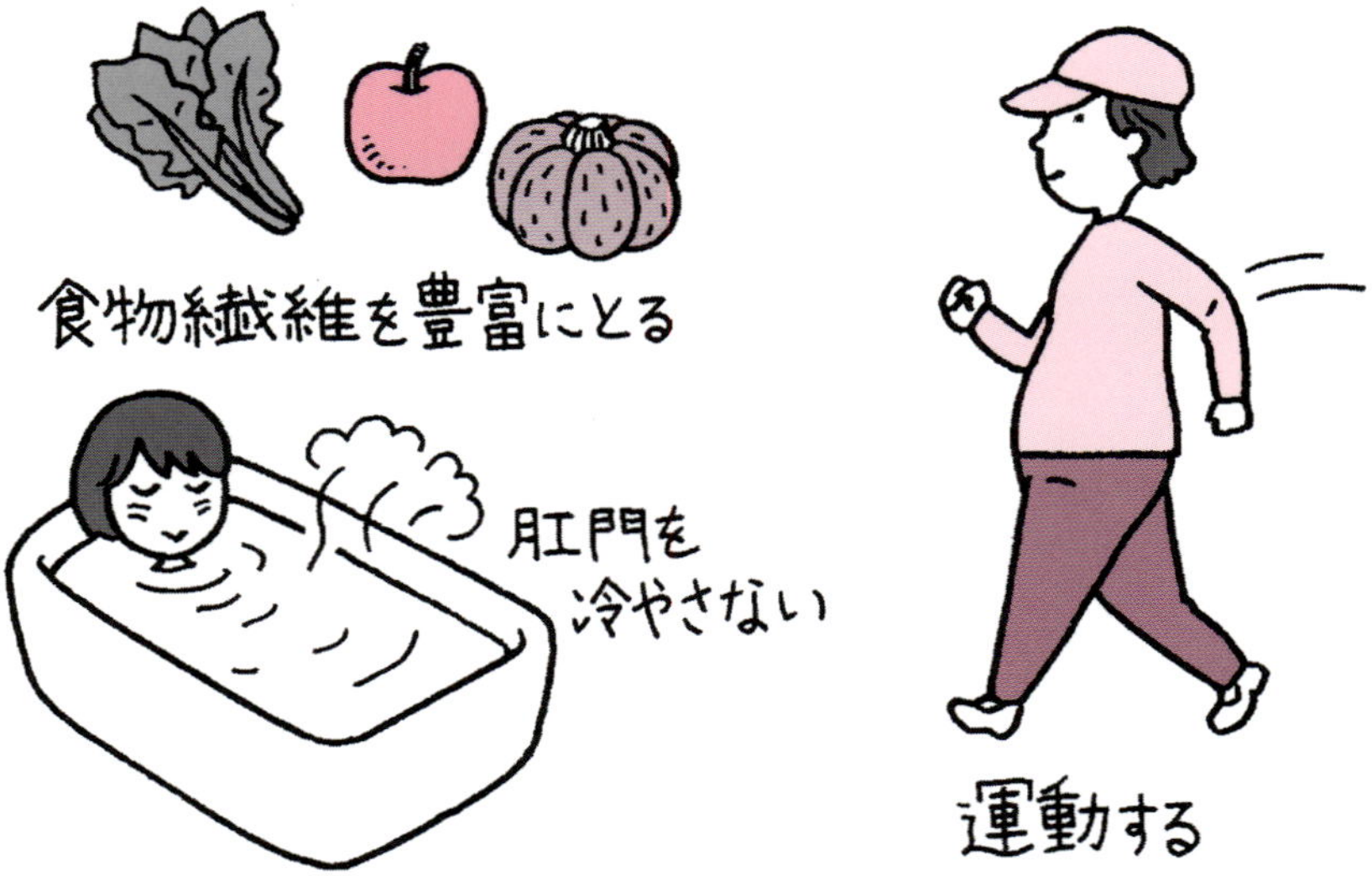
食物繊維を豊富にとる
肛門を
冷やさない
運動する

9. 排便時のいきみ方

排便時にいきむ姿勢も、痔に影響を及ぼします。現在ではロダンの「考える人」の姿勢が望ましいとされています。トイレではがんばり過ぎず、3分間を限度とし、出なかったら、ふたたび便意を感じた時に行くようにしましょう。

10. 排便後、お尻を強く拭く

排便後のトイレットペーパーの使い方にも気をつけたいポイントがあります。患部を強く拭く習慣がある人は、肛門を傷つけやすいので注意が必要です。お尻は強くこすっても、その分、きれいになるとは限りません。やさしく丁寧に拭くように心がけましょう。

Chapter 2

マタニティ期に
痔になる
女性は多い⁉

妊娠中や出産時の痔を予防するポイント

妊娠中や出産時に便秘や痔になる人は意外と多いもの。妊娠による体の変化が、女性に負担をかけることがあります。

なぜ、妊娠中や出産時に痔になる人が多いのでしょうか。

それにはホルモンの存在が関わっています。妊娠中は黄体《おうたい》ホルモンと呼ばれる女性ホルモンの一種が活発に分泌されます。この黄体ホルモンが子宮筋の緊張を弛緩《しかん》させるために腸の動きが鈍くなり、便秘になりやすくなるといわれています。

また、妊娠中は運動不足になることも多く、これも便秘の原因になります。便秘は痔の大敵ですから、痔になるリスクも高くなるというわけです。

このほかにも、妊娠中に大きくなった子宮が、腸を圧迫することがあります。圧迫された腸は便の通りが悪くなるだけでなく、肛門付近の血液の流れも滞《とどこお》りやすくするため静脈がうっ血し、痔核ができやすくなるのです。

出産時にも痔になる危険が潜んでいます。出産の際にはどうしても肛門に力が入るため、痔になってしまうことがあります。

すでに痔を患っている人は、妊娠や出産を不安に思うかもしれません。ですが、心配はいりません。出産時には助産師や看護師が妊婦の肛門を押さえて脱肛保護という処置をしてくれるものです。また、出産がきっかけで患った痔は、出産後に急速に回復していく場合がほとんどです。

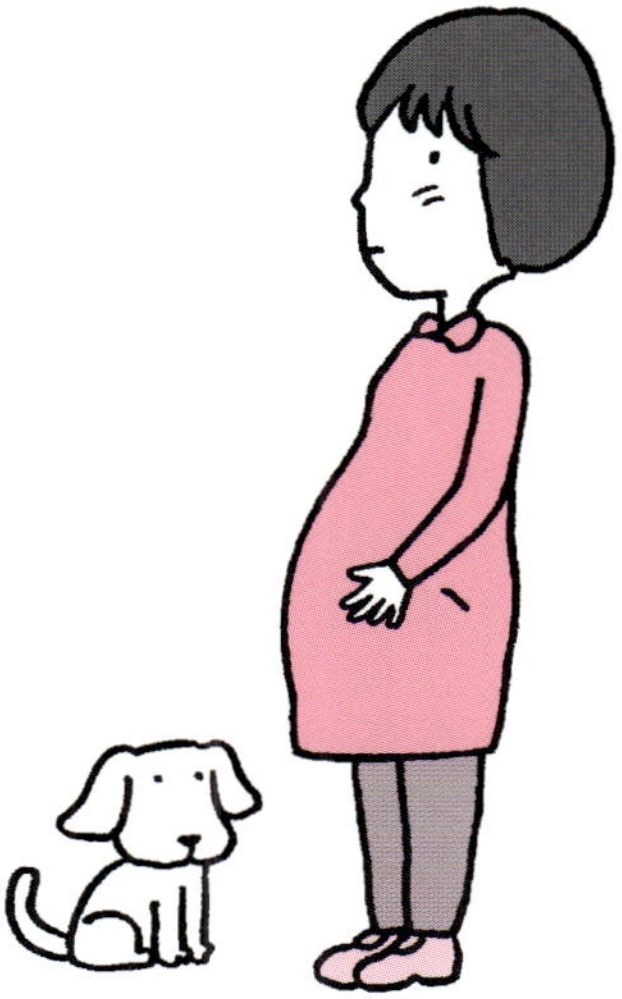

妊娠中に痔にならないための3つのポイント

妊娠中、痔になるのを予防したり、悪化を防いだりするためには3つのポイントがあります。

1. 安定期に入ったら運動をする

妊娠中はどうしても運動不足になりがちですが、安定期に入ったら無理なく自然に実践できる範囲内で積極的に運動することを心がけましょう。マタニティ向けのエクササイズや水泳など妊娠中に考案された運動のほか、散歩などもおすすめです。運動は、血行をよくして腸の働きを活発化し、便秘にならない体づくりをサポートします。

2. 食事で食物繊維を豊富にとる

朝は1日でもっとも便意が起こりやすいとき。スムーズな排便をうながすためにも、朝食はきちんととりましょう。食物繊維や乳酸菌が不足しないよう、野菜やヨーグルトなどをしっかり食べるようにします。フルーツも便秘対策にはおすすめ。とくに、リンゴは便秘にも下痢にもいいとされています。新鮮な野菜やフルーツをはじめとする食物繊維を豊富に含んだ食べ物を食べることは、便秘になりにくい食生活の基本です。また、カボチャやホウレンソウなどの緑黄色野菜に多く含まれるビタミンEには、血行を改善してうっ血を防ぐ働きがあるため、痔の予防に効果が期待できます。

3．肛門を冷やさない

痔が気になる人にとって、冷えは禁物。妊娠中も冷え対策をしておくことが大切です。妊婦用の腹巻きや靴下を履くなど、下半身を冷やさないように工夫しましょう。

妊娠中以外でも、冷えは痔にダメージを与える原因になります。痔を予防したり悪化させないためには、いつでも肛門を冷やさない工夫が必要です。お手軽にできる痔の予防法は入浴です。入浴することでお尻が温まれば血行も改善し、肛門を清潔に保つこともできます。血行をよくするために、肛門周辺をやさしくマッサージするのもいいでしょう。

このほか、排便の際には「3分以上、トイレでいきまない」ということも意識しましょう。妊娠中に必要以上にお尻に負担をかけない工夫のひとつです。また、妊娠中、産後は水分摂取を心がけましょう。とくに産後は母乳を与えることで水分がとられるため大切です。水分摂取を習慣づけるとよいでしょう。

妊娠中に便秘や痔になってしまったら？

「妊娠中でも便秘薬を使用していいですか？」という質問をされることがあります。たしかに、妊娠中はなるべく薬の力に頼らずにいたいもの。ですが、つらい便秘の悩みがある場合、必ずしもノーとはいいきれないケースもあります。

一般的には赤ちゃんへの影響はないとされていますが、医師に相談の上、便秘薬を服用するほうが安全です。腸を刺激して排便をうながすタイプの便秘薬の場合、まれに子宮の収縮を誘発し、早産になる場合もあるので注意が必要です。また、下痢が続く場合も、早めに主治医に相談しましょう。

妊娠中に痔になってしまった場合、一度は専門医を受診し、診断が出たあと肛門科専門医を受診しましょう。

多くの場合、妊娠3ヵ月前後ではまだ胎児が安定していないため、治療はできるだけ避け、肛門に負担をかけないような生活を送るようにします。その後、安定期に入ったら、症状によっては薬物治療を行います。市販薬は、必ず医師に相談した上で使用するようにしてください。

妊娠中は痔になりやすい時期です。できるだけ予防に努め、お尻の健康を守ることが大切です。つらい場合は無理をせず、かかりつけの産婦人科やお近くの肛門科に相談しましょう。

Chapter 3

「痛くないから大丈夫」は危険!?

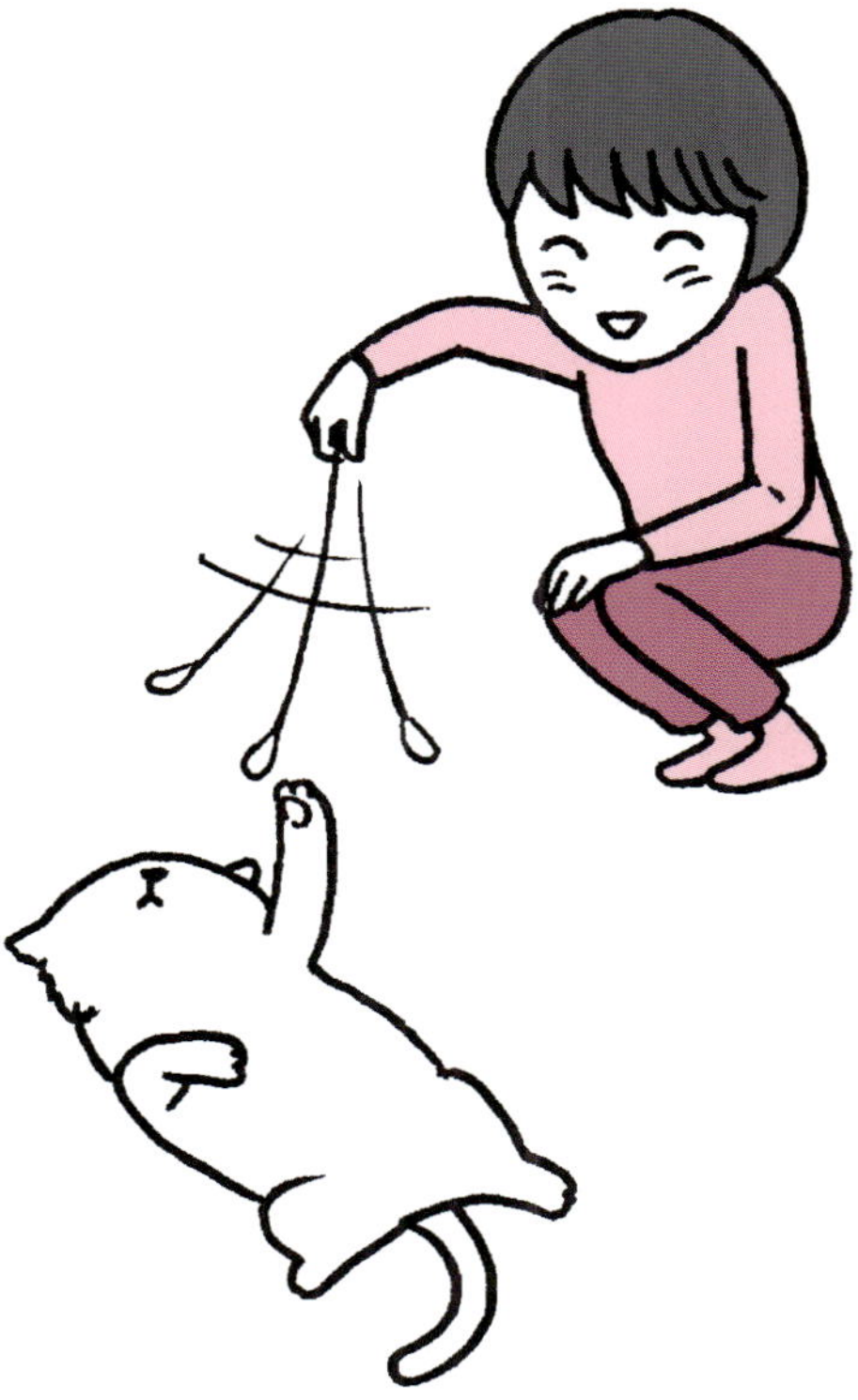

勇気を出して受診すればお尻の悩みは軽くなる!

気になる症状がある場合は、迷わず、ためらわず、専門医を受診しましょう。本章では、受診時に行われる検査や治療法などを解説していきます。

専門医を受診して、不快感や痛みから解放されよう

繰り返しになりますが、痔は自然には治りにくい病気です。自分では目で見て確認することが難しい部分であるにもかかわらず、他人に見せるのはためらわれるという気持ちから、つい病院へ行く足が遠のいてしまうものです。ですが、お尻は毎日お世話になる大切な場所。痔を放っておいたために悪化してしまうと、日常生活にも不都合が生じかねません。

たとえば痔核《じかく》（いぼ痔）の場合、内痔核《ないじかく》が悪化すると排便のたびに肛門からいぼが飛び出

すようになります。出たまま放っておくといぼを肛門の中に戻すのに、相当な時間や痛みをともなうこともあります。

裂肛《れっこう》（切れ痔）は、繰り返すうちに肛門が硬く狭くなる肛門狭窄《きょうさく》が起こり、排便がますます困難になります。痔核も裂肛も、つらい痛みと不快感は大きな負担となるはずです。

痔ろう（あな痔）の場合、肛門周囲膿瘍《のうよう》の状態を何度も繰り返し、痛みと腫《は》れを感じるようになることもあります。痔ろうはまれに「がん化」するという報告もあり、放っておくのは不安要素を残すことにもなります。

一方で、痔だと思い込んでいたところ、大腸がんなどほかの病気が発見されるというケースもあります。いずれにしても、「たかが痔くらい……」と侮《あなど》っていると、日常生活がままならなくなるような事態を招いてしまうこともあるのです。

大切なのは、少しでも不安があったら、一度きちんとした診察を受け、適切な治療をすることです。一刻も早く、

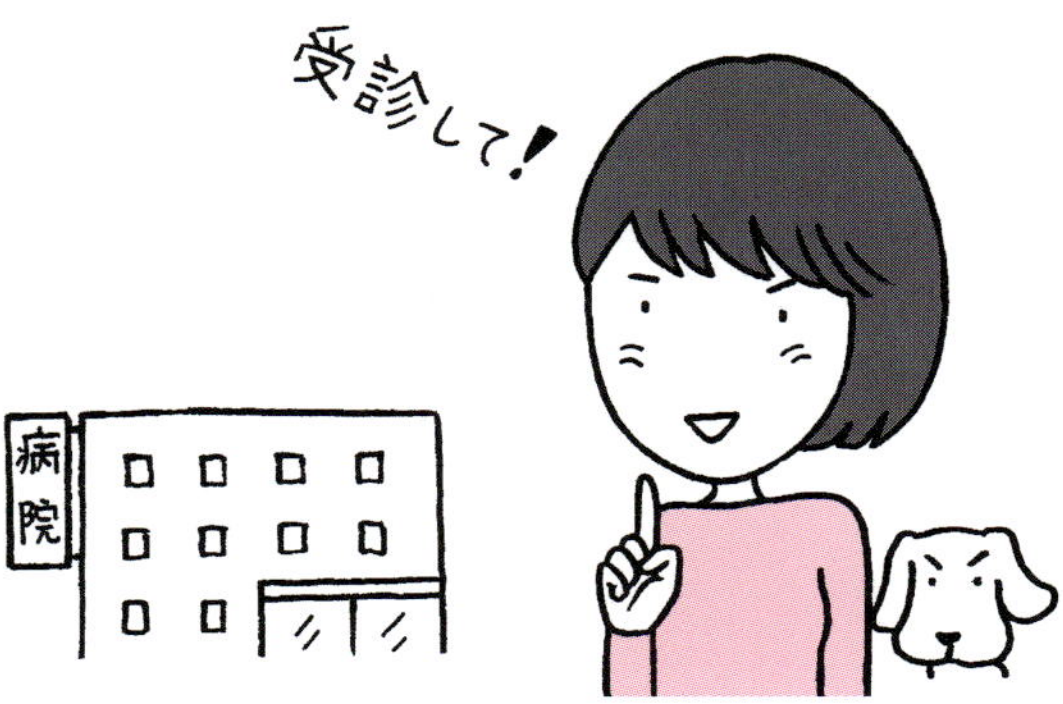

専門医にかかろう！

痔の痛みや不快感から解放されましょう。専門医の診断を受けることは、ＱＯＬ（クオリティ・オブ・ライフ＝生活の質）を高めることにもつながります。

Chapter 3

どうやって病院を探せばいいの？

肛門科か肛門外科を受診する

「あれ、おかしいな？」とお尻のトラブルを感じた時、どのような病院に行けばいいのでしょうか。

じつは、肛門の専門医は、そのほかの診療科に比べ、全体の数が少ないという現実があります。ですが、あきらめず、まずは肛門科専門医を探してみることをおすすめします。病院によっては、消化器外科、大腸肛門科で対応している場合もあります。ただし、消化器外科でも専門外の場合もあるので、事前に確認してから受診するとスムーズでしょう。

もしも専門医が見つからない場合には、かかりつけの医師に相談してみるのもひとつの方法です。必要に応じて専門医を紹介してもらえる可能性もあるからです。

自分に合った医師の見つけ方

自分に合った医師を探すのはなかなか難しい、と思われることが多いもの。相性の良し悪しは、人により個人差があるものだからかもしれません。多くの患者さんは、これまで出会ったいわゆる〝いい医師〟とは「患者さんの話を親身になってしっかり聞いてくれる先生」だといいます。実際に受診をしてみて「この人なら信頼できる」と思えるかどうかが、自分に合った医師選びのポイントになるようです。

痔の治療法について

「痔の治療」と聞くと、真っ先に手術を思い浮かべる人も多いのではないでしょうか。ところが、実際には手術が必要なケースは少なく、全体の1〜2割にとどまる程度。手術以外の治療法としては、保存療法が一般的です。保存療法とは、食生活や排便などの生活習慣の見直しと併せて、薬による治療で症状の改善をはかるものです。

症状によっては外科的処置や手術が必要になることもあるものの、切らずに治療する方法などの登場により、治療法の選択肢も増えています。最近では患者さんのQOLを高めるよう、肛門機能をできる限り残すような処置が優先されています。

いずれの場合も、どのような治療法を選択するかは、患者さん自身が納得して決めることが大切です。そのためにも、医師は的確な診断をすることが求められ、患者さんにベストな治療法を提案できるよう努めています。

Chapter 3

初めての肛門科。初診の流れは？

肛門科で診察を受ける時にすること

肛門科で診察を受けることに対して、不安や恥ずかしさを感じる人は多いもの。ですが、事前にどのような診察が行われているかを知っておくことで精神的な負担は軽減されるでしょう。

初診では、基本的には問診、視診、触診の３つの診察を行います。それぞれの具体的な内容は次のとおりです。

●問診

診察で、まず行われるのは問診です。

問診ではこれまでの経過や現在の症状を詳しく医師に伝

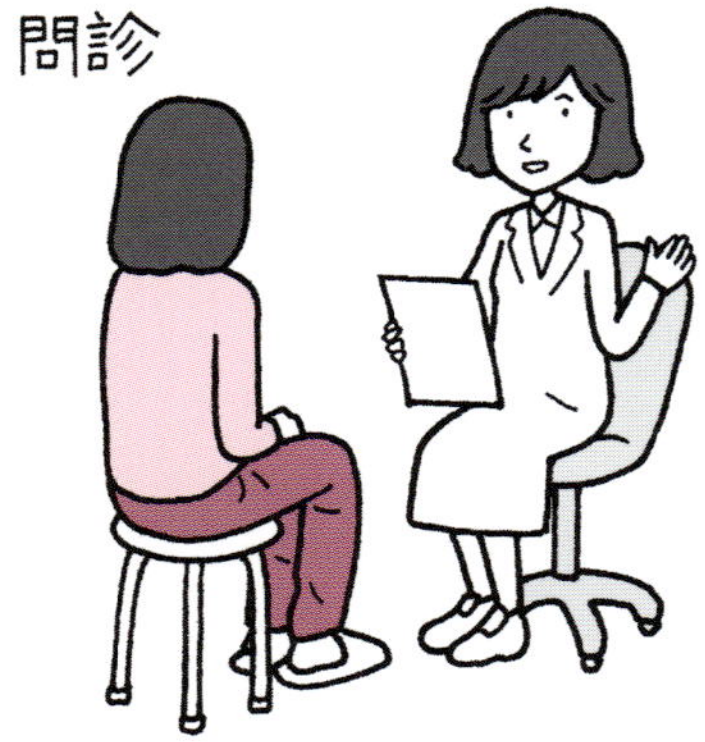

えます。直接、医師に聞かれる場合と、事前に問診票に記入する場合があります。質問される内容は、痛み、出血の症状、脱出（肛門からの飛び出し）の有無、腫れ、かゆみ、分泌物の有無、排便の状態、発熱の有無、症状が現れ始めた時期、既往症、下剤使用の有無、常備薬、妊娠の有無などです。

ありのままの症状を正しく伝えることが重要なので、問診に備えて事前にメモをしておくなど準備をしておくとスムーズにいきます。

●視診

続いて肛門の視診が行われます。

視診とは、医師が患部を観察し、肛門やその周辺の状態や異常を確認することをいいます。

視診する際の患者さんの体位はいくつかあります。できるだけ患者さんが恥ずかしくなく、リラックスして診察を受けられるよう、横向きになって寝るシムス体位をとるこ

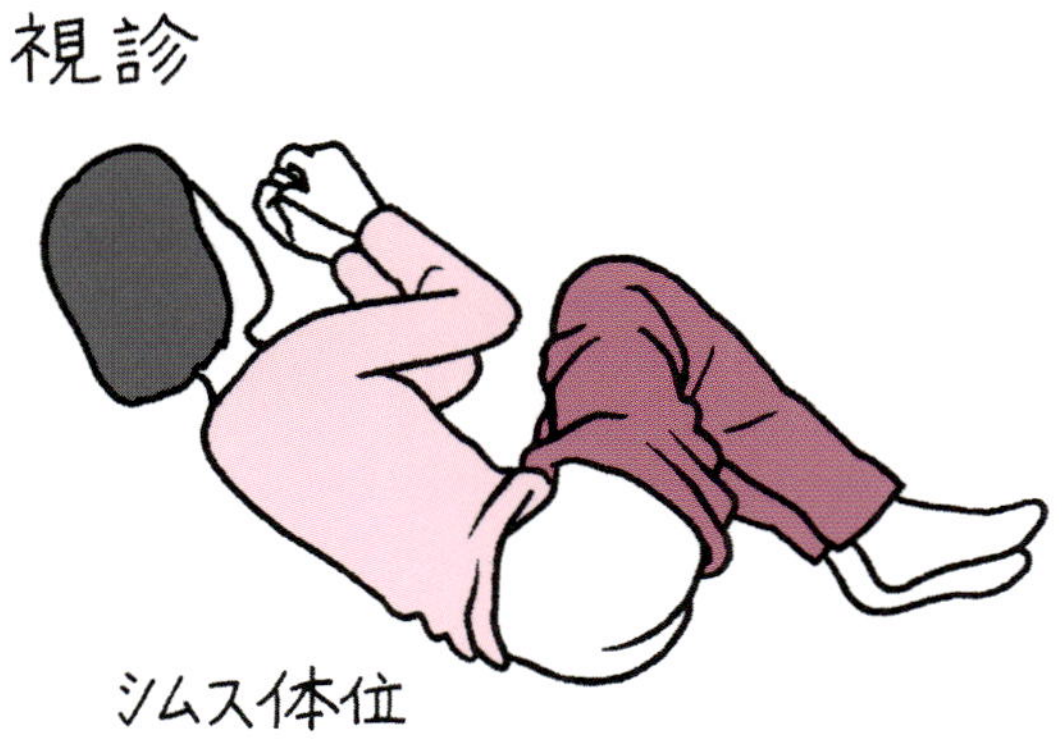

とが主流になっています。

●触診

視診と併せて、触診も行われます。

触診は肛門指診ともいい、医師が手袋をはめた指を肛門から入れ、肛門内部の状態を触って診察します。その際、医師は患者さんが痛みを感じることがないよう、ゼリーを使用します。肛門の大きさや緊張の程度、いぼがある場合はその大きさや硬さなどのほか、裂肛では傷の位置や狭窄の度合いなども確認します。

さらに肛門の中に入れた人差し指と親指でお尻を挟むようにする双指診で、痔ろうの有無やタイプを判断します。

触診では下部直腸に指が届くので、直腸にポリープがあれば触れることができます。大腸がんの約6割は、指で触れられる場所にがんができるので、肛門指診でがんが発見されることもあります。

最後に肛門に挿入した指に血液や粘液などが付着しているかどうかも確認します。

痔の診断に必要な検査ですること

診察のあとは、肛門鏡や直腸鏡、大腸内視鏡という検査器具を用いて肛門や直腸、大腸全体の状態などを観察します。

●肛門鏡、直腸鏡検査

肛門鏡検査は、肛門鏡という器具を肛門に挿入し、肛門内の状態を観察する検査です。肛門鏡には、二枚貝のような形状のものと筒型のものがあります。

痔核の位置や大きさ、脱出の程度、出血の度合い、裂肛の位置や程度、肛門ポリープの有無などを診察して確認します。また、痔ろうの開口部の確認も行います。

奥まった部分に病変があることが疑われる場合、直腸鏡検査を行います。大腸がんや直腸ポリープ、大腸炎など痔とまぎらわしい病気の診断に必要な検査です。

●大腸内視鏡検査

大腸に病変があることが疑われるときなどは、大腸内視鏡検査を行います。ファイバースコープを肛門から挿入し、カメラで内部を観察。その映像を見ながら、異常があるかどうかを判断します。ポリープが発見されたら切除したり、がんが疑われるときには組織の一部を取って顕微鏡による病理検査を行います。

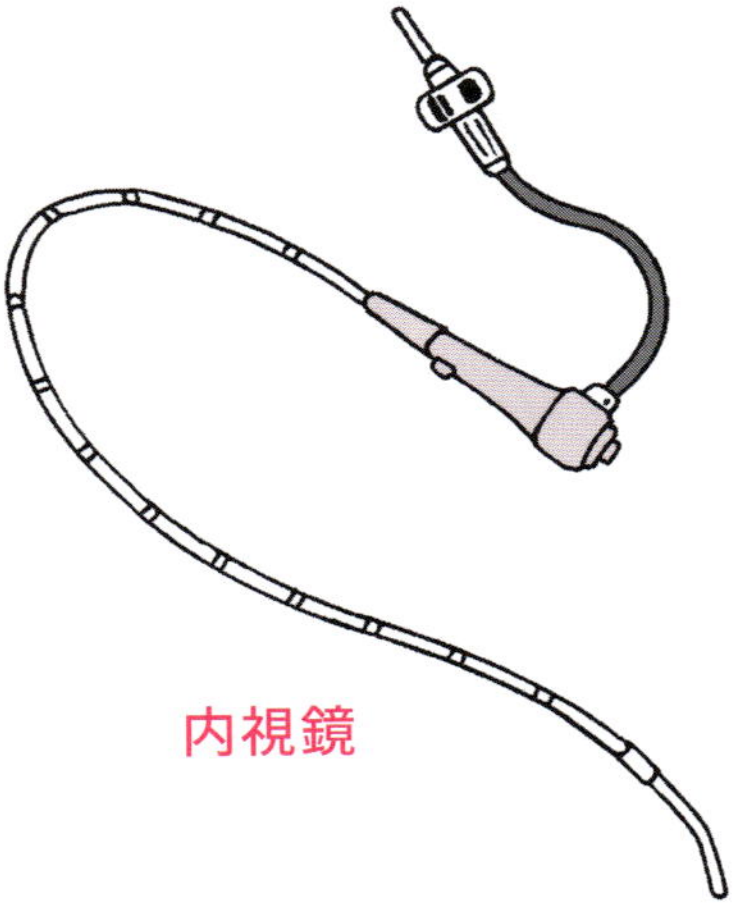

内視鏡

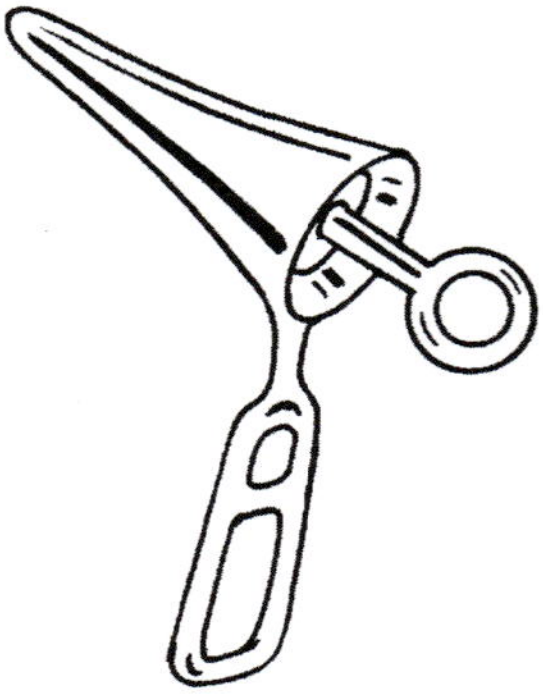

筒型肛門鏡

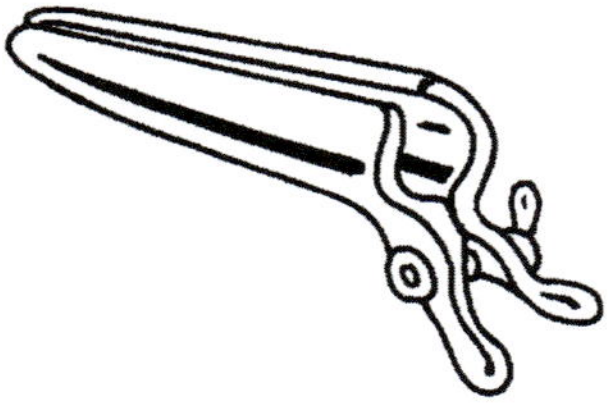

二枚貝型肛門鏡

Chapter 3

知っておきたい治療の基本 1

「裂肛（切れ痔）」の治療の種類や流れ

裂肛の最大の原因は、便秘です。裂肛を患う患者さんの多くは、排便がうまくできずに悩んでいるもの。そこで裂肛の治療の基本的な考え方として、排便コントロールを目指した生活の改善と坐薬などの薬を併用することが行われます。

治療法を検討する際には、①慢性化していて、傷口の周囲が潰瘍《かいようか》化して痛みがひどいケースなのか、②裂肛によって肛門内括約筋《こうもんないかつやくきん》が炎症を起こして、肛門が狭くなっている場合などが手術が必要となります。

また、肛門内括約筋を弛緩《しかん》させる作用のある薬（軟膏《なんこう》）での治療も行われます。

それでも改善が見られない場合や、患部が潰瘍《かいようか》化して肛門が狭くなっている場合には、「用手的肛門拡張術（ストレッチ法）」という治療を行います。用手的肛門拡張術は、麻酔をして過度に緊張した肛門括約筋をゆるめたり、外科的な処置で肛門を広げたりする治療を行います。

比較的、軽度の肛門狭窄の場合には、部分的に内括約筋を切開する「側方皮下内括約筋切開術（LーSーS法）」が行われることもあります。内括約筋を浅く切開することで肛門を拡張させる効果があります。最近では、ストレッチ法よりも再発や術後の便失禁が比較的少ない側方皮下内括約筋切開術のほうが主流になってきています。

慢性化した裂肛には「皮膚弁移動術（SSG）」

裂肛が何度も繰り返されると、肛門に深い傷ができ、潰瘍状態となります。そ

側方皮下内括約筋切開術（LISIS 法）

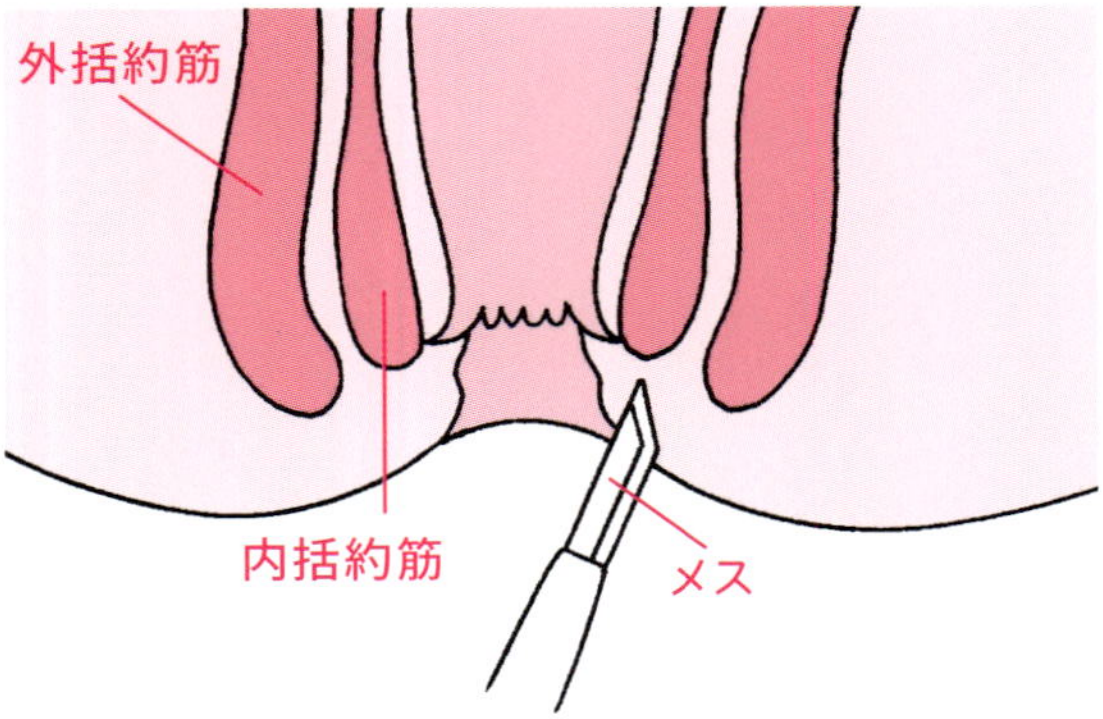

内括約筋の一部を切って肛門を押し広げ、見張りいぼや肛門ポリープがあれば、これも切除する。傷口が小さいため、痛みや患者さんの負担が少ないものの、狭窄が進んでいる場合には向かない。排便コントロールがしやすくなる。所要時間は 5～10 分程度。日帰り手術も可能。

してさらに、重度の肛門狭窄となってしまったケースに適応となるのが「皮膚弁移動術（SSG）」です。

皮膚弁移動術では、肛門の外側の皮膚を、潰瘍になっている裂肛を切除した傷口と縫い合わせます。やがて、その外側の皮膚が肛門内に移動し、新しい肛門となるのです。潰瘍となった裂肛を切除する際、内括約筋も部分的に切除し、狭くなっていた肛門を押し広げます。

ただし、側方皮下内括約筋切開術と比較した場合、病状が同じ程度であれば、患者さんへの負担がより少ない側方皮下内括約筋切開術を第一選択とするケースが主流となっています。

皮膚弁移動術（SSG）

潰瘍部分を切除して、縫合部より外側の皮膚を切り、肛門へ移動させる。病院によっては1週間程度の入院が必要な場合も。

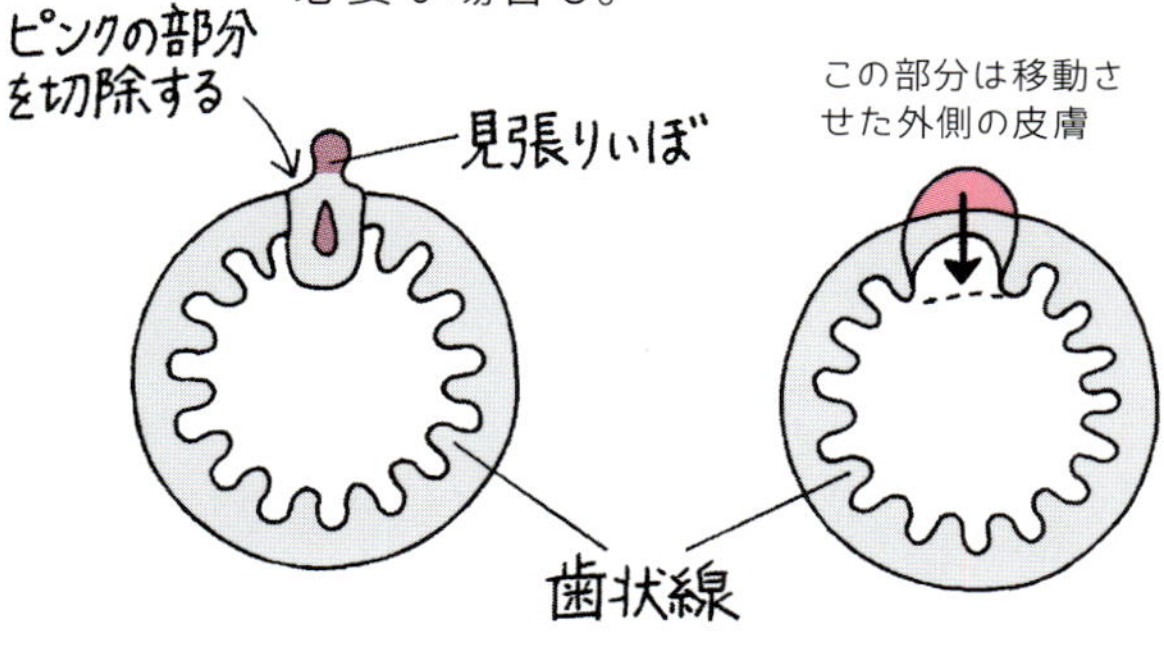

肛門を真上から見たところ

Chapter 3

知っておきたい
治療の基本 2

「痔核（いぼ痔）」の治療の種類や流れ

痔核の治療も基本的には裂肛と同様、なるべく切らずに治す保存療法という考え方が一般的です。生活習慣の改善と薬による治療で様子を見るようにします。改善されない場合や、症状が進行していて保存療法だけでは改善が見込めない場合は、注射による硬化療法、結紮《けっさつ》療法などの外科的処置や手術療法などの中から、症状によって治療法を選択することになります。

切らずに済む注射療法の登場により、以前は手術が必要だったケースでも、手術をしないで治療ができるようになりました。このことは、患者さんの負担が相当、軽減されることにもつながっています。

繰り返す出血や脱肛をともなう痔核に「ALTA（ジオン）療法」

男女を問わずもっとも多く見られる痔核は、これまでは保存療法で改善されない場合や繰り返し出血する場合は、手術で切り取るしか選択肢がありませんでした。

ところが、最近になって痔核に薬液を注射して血流を低下させ、患部をかためる方法が登場しました。これが「ALTA療法」というものです。

ALTA療法とは、硫酸アルミニウムカリウム水和物とタンニン酸（ALTA）という2種類の薬剤を患部に注射する方法です。具体的には、4段階注射法といって、ひとつの痔核（いぼ）に対して4回に分けて注射をします。注射後、薬液が患部にしっかりと行き渡るようマッサージを施し

ALTA 療法による注射療法

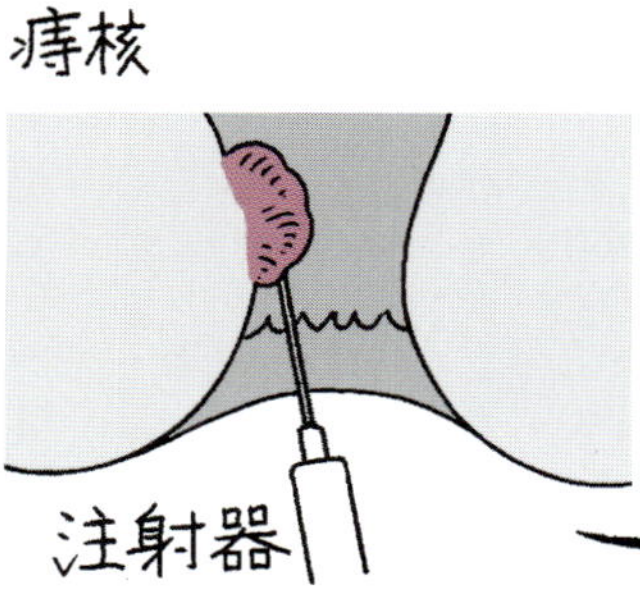

ひとつの痔核（いぼ痔）に対し４段階で注射を打ち、薬液投与後、薬が患部に行き渡るようマッサージをする。

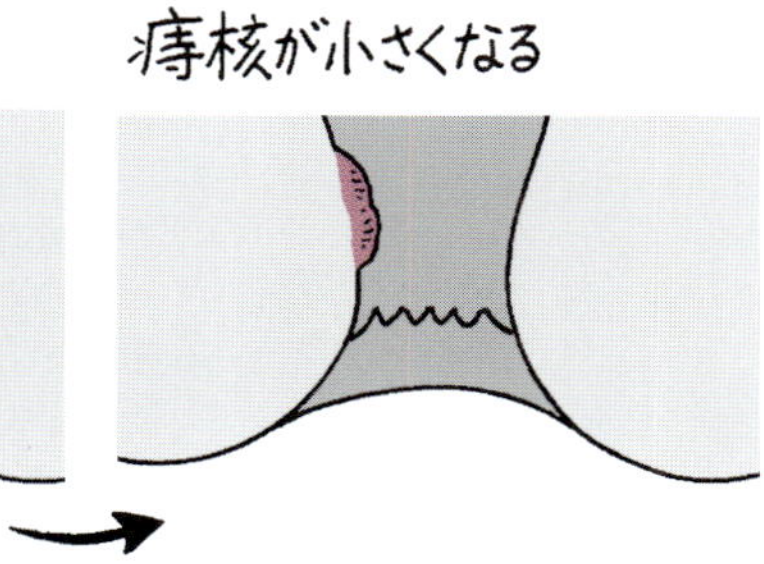

経過とともにいぼが少しずつ小さくなり、脱出が戻って肛門の腫れが引いてくる。

ます。注射をして1週間～1ヵ月ほど経つと、出血が止まり、脱肛（55ページ参照）の状態も軽減するのです。

ALTA療法は、入院せずに、外来にて局所麻酔で行うケースと、3～4日ほどの入院が必要なケースがあります。ただし、治療時間は短く、合計4回の注射が約15分で完了します。

しかも、ALTA療法で注射する部分は、私たちの体の中でも痛みを感じない場所なので、術後の痛みもほとんどありません。患部からの出血を止め、脱肛を防ぎ、さらに痔核を小さくする効果が持続するため、これまで手術でしか治療ができなかった、進行度の高い痔核の治療法としても注目されています。

比較的、軽度な痔核に「ゴム輪結紮法《けっさつほう》」

痔核の第2度から第3度程度の、比較的軽い痔核には「ゴム輪結紮法」が用いられることもあります。

ゴム輪結紮法は、専用の結紮器を使用して、痔核を小さなゴム輪で縛り、痔核を壊死させる方法です。ゴム輪で縛られた部分への血流が遮断されるため、いぼの部分が壊死《えし》します。

いぼはその後、1～2週間でゴム輪といっしょに自然に脱落し、便といっしょに排泄《はいせつ》されます。患部には小さな跡が残るくらいで出血も少なく、約1ヵ月で自然に治っていきます。

ゴム輪結紮法は、治療中や治療後の痛みが少なく、出血も軽く済むなど比較的簡単に処置できるので、外来での治療も可能です。

ゴム輪結紮法は、再発しても繰り返し施術できますが、サイズの大き過ぎるいぼや小さ過ぎるいぼ、痔核が硬化している場合などは、きちんとゴム輪で縛ることができないため、この治療法は不向きといえるでしょう。

このほか、大腸内視鏡を用いた結紮術もあります。

ゴム輪結紮法

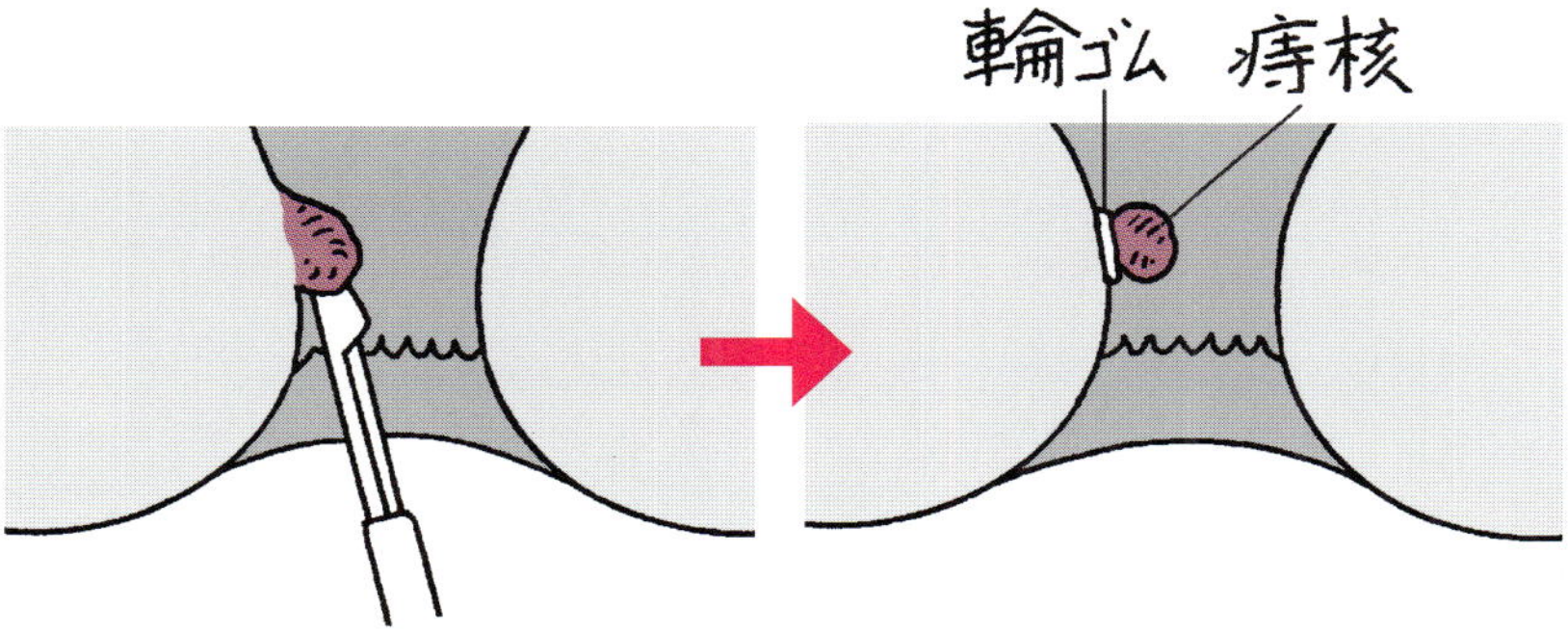

ゴム輪を装着した結紮器で痔核をつかみ、結紮器の中に引き込む。痔核の根元をゴム輪で縛る。

ゴム輪で縛られた痔核は血流が遮断されるため、1~2 週間ほどで壊死し、脱落する。

第2度以上の痔核に「結紮切除術（半閉鎖法）」

第2度以上の痔核には「結紮切除術（半閉鎖法）」が適用されることもあります。

結紮切除術は、肛門部の皮膚を放射状に切開して痔核組織を切除したあと、痔核に向かっている血管の根元を縛り痔核を切除する方法です。痔核の手術としては、もっとも一般的な方法です。

最近では、傷の痛みも少なく治りも早いことから肛門の外側をできるだけ残して傷を縫い合わせる「半閉鎖法」が多くなりました。メリットとしては、傷から出る膿《うみ》や便などの汚れが、切開した傷の内部にたまりにくく、根治性（根本から治す）も高いとされていることです。ちなみに、反対

結紮切除術（半閉鎖法）

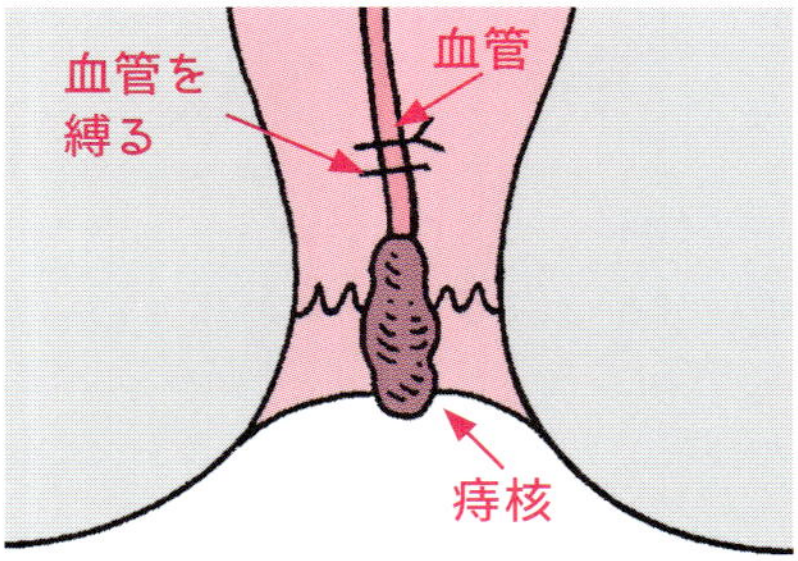

肛門部の皮膚を切開、痔核を切除する。痔核に向かっている血管を縛る。

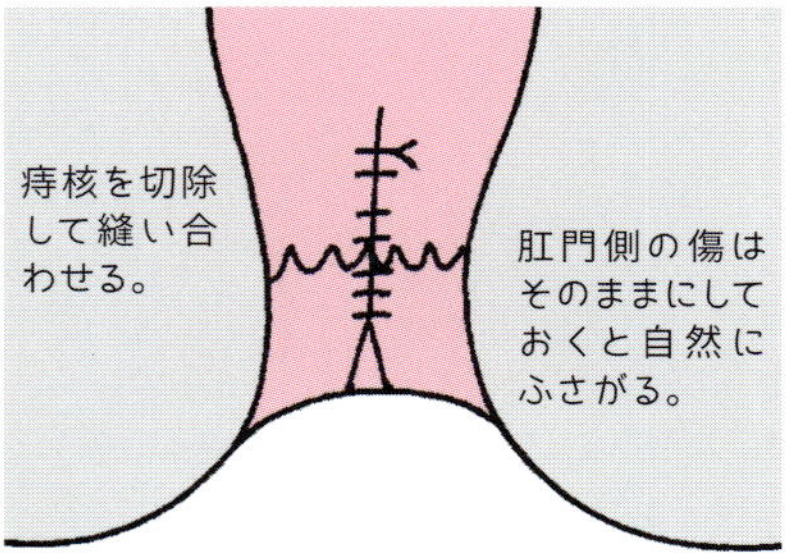

傷の内側を縫合し、外側は便や膿などの排出のため縫合しないでおく。病院によって1~2週間程度、入院する場合もあれば、日帰りで行う場合もある。

に、すべてを縫合する「完全閉鎖法」もあります。縫合に使用する糸は、術後2～4週間で自然に溶けてしまうため、抜糸の必要はありません。

結紮切除術は、第2度程度の内痔核から、さらに重度の内痔核のほか、嵌頓《かんとん》痔核などあらゆるタイプの痔核に有効な治療法です。

内痔核を切除せず、痔核や粘膜を吊り上げる「PPH法」

イタリアなどヨーロッパを中心に広まっている「PPH法」という手術もあります。

PPH法は自動環状縫合器と呼ばれる筒状の器具を用いて行います。自動環状縫合器を肛門に挿入し、直腸粘膜を挟み、痔核を切除せずに痔核の2センチ上の直腸粘膜を輪切りに切除します。そ

PPH 法

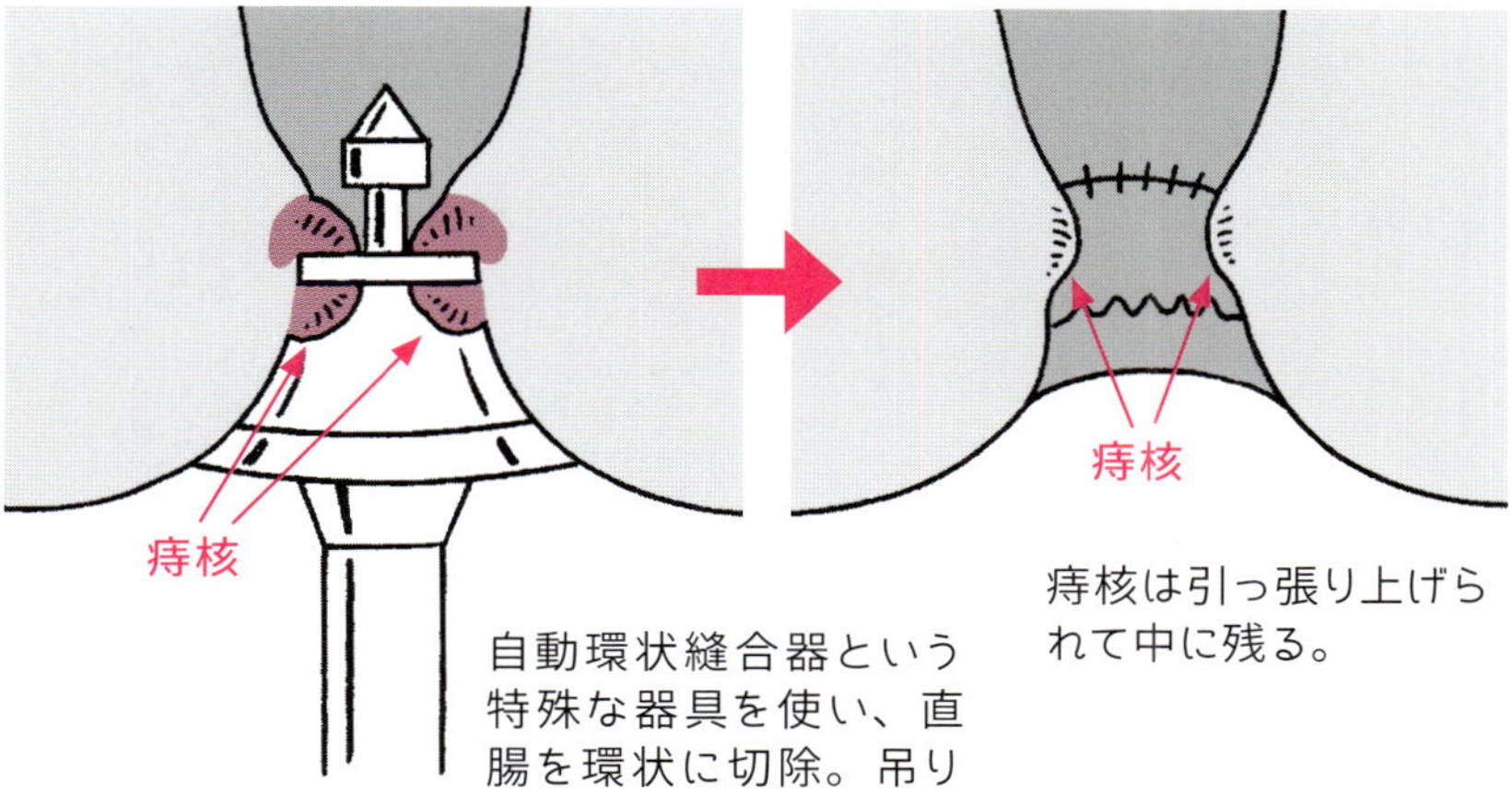

自動環状縫合器という特殊な器具を使い、直腸を環状に切除。吊り上げて縫合する。

痔核は引っ張り上げられて中に残る。

の後、上下を縫合し、痔核や粘膜を吊り上げ、痔核が脱出しないようにします。

痔核の切除と縫合を一度に行えるので手術時間が短く済むほか、いぼそのものを切除しないため、術後の痛みも少ないといわれています。また、傷跡も小さく、排便時の痛みもなく支障もありません。しかし、器具で縫合するため術後には出血が見られることがあり、短期間の入院が必要となります。

内痔核を切除せず、レーザー光線でかためる「半導体レーザー療法」

痔核を切除せずに済む方法には「半導体レーザー療法」というものもあります。

半導体レーザー療法は、レーザー光線を吸収する性質のあるインドシアニングリーン（ICG）という色素を痔核の内部に注入します。そこにレーザー光線を照射して、痔核を凝固させるという方法です。

ICGは、体内に注入しても無害な色素です。また、痔核を切らずに済むので、痛みや出血もなく、肛門括約筋を傷つけずに処置できるというメリットもあります。ただし、脱出が大きい場合や外痔核には不向きです。

知っておきたい
治療の基本3

「痔ろう（あな痔）」の治療の種類や流れ

痔ろうの治療や手術の方法は、痔ろうのタイプや進み具合によって決定されます。

たとえば、痔ろうの前段階である肛門周囲膿瘍《のうよう》であれば、腫れている部分を切開して膿の出口をつくる「切開排膿」をすれば済みます。たまった膿を出しさえすれば、腫れも引き、痛みも治まります。同時に抗生物質で炎症を抑えれば、半数近くのケースは治ります。ただし、約半数の方は膿の管が残ってしまいます。

ポイントとなるのは、管が形成されているかどうか。管が形成されていると、手術をして切除しないと治らないからです。例外として、管があっても膿や痛みなどの症状がまったくないようであれば、手術はせずに経過を見ることも可能です。

「切開開放術」と「括約筋《かつやくきん》温存術」

痔ろうの管が比較的浅く、単純な延び方をしている低位筋間痔ろうなどの場合で用いられる方法に「切開開放術」があります。切開開放術では、原発口となる入り口から出口まで管に沿って切開し、管ごと病変部を切り取ります。括約筋を少し切ることになりますが、機能

切開開放術

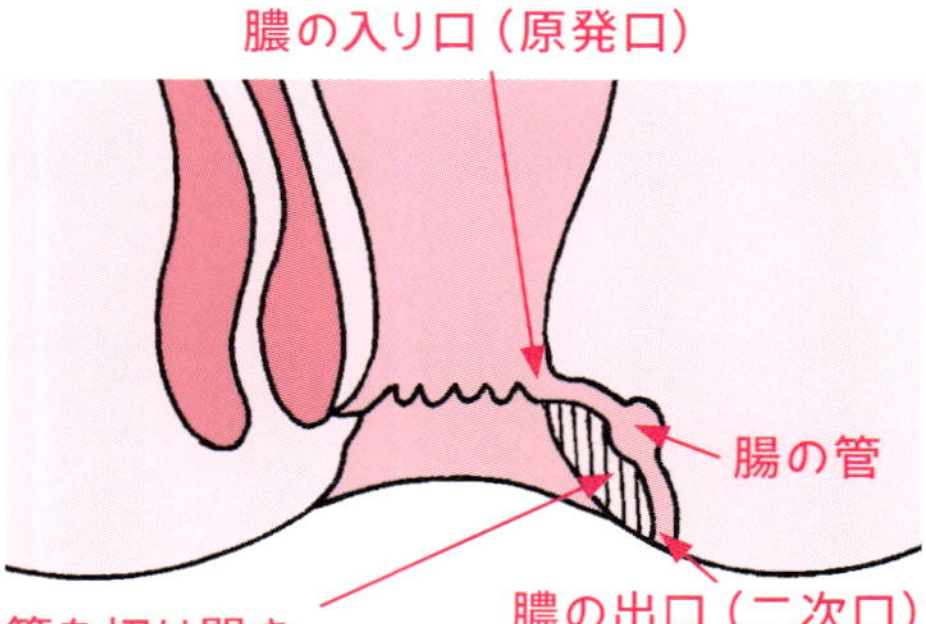
管を切り開き、
この部分を切除する

入り口から出口までの管をすべて取り除く。所要時間は10〜20分程度。病院により、日帰り〜1週間程度の入院までさまざま。

括約筋温存術

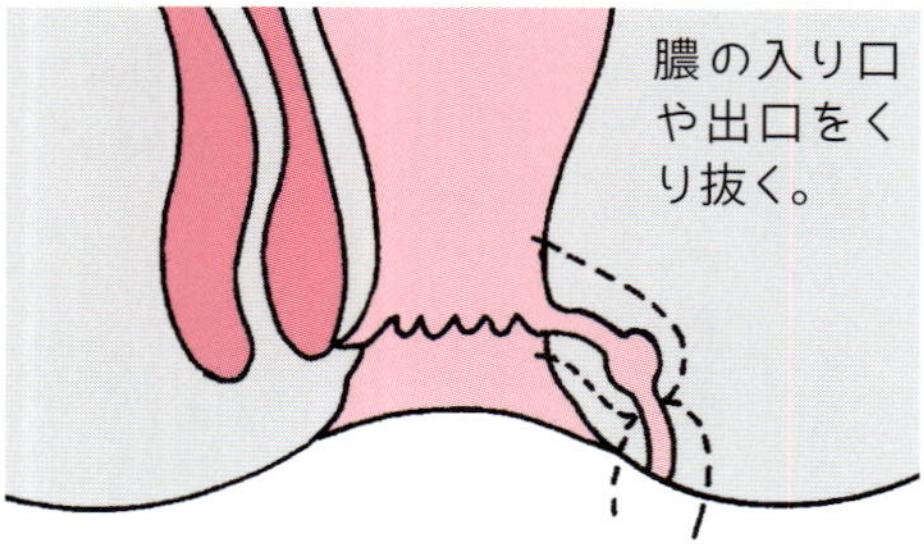

痔ろうの管の入り口と出口だけをくり抜き、できるだけ括約筋を傷つけないようにする方法。高度な技術が必要。

的な心配はありません。

切開後は、自然に肉が盛り上がることで患部は元通りになりますが、まれに肛門がゆるむこともあります。

痔ろうの管が肛門の前方や側方、皮膚の深い部分にある場合や、切開開放術を行った際に括約筋を大きく傷つけることが予想される場合には、括約筋温存術が行われます。

括約筋温存術は、管の入り口と出口だけを取り除き、内部の括約筋は傷つけないようにするものです。肛門外科の手術でもっとも高度な技術が必要とされる手術でもあります。

括約筋は残るので肛門機能は維持されますが、再発する可能性もあります。

時間をかけて切っていく「シートン法」

肛門括約筋と呼ばれる排便機能をコントロールする重要な筋肉に関わる症例の場合や、肛門機能に影響が出てしまう症例の場合、「シートン法」が行われます。

シートン法とは、管にゴムを通して縛り、数週間から数ヵ月かけて少しずつ管を切開していく方法です。徐々に切開するので、切除された筋肉も少しずつ回復していきます。括約筋が切断される割に、括約筋のダメージが少なくて済むのが特徴です。

時間はかかるものの、肛門括約筋に影響が少ないため、肛門の変形などが見られにくいこと、再発率が低いことなどがメリットとしてあげられます。

手術が終わったらどうすればいいの？

手術後のケア方法と快適な過ごし方

痔の手術に対して抵抗がある人が多い理由のひとつに、「手術後の痛みが相当あるのでは？」というものがあるようです。

ですが、それはひと昔前の話。今は、術後もなるべく痛みが軽くて済むような手術が行われています。ある病院で行ったアンケートによれば、痔の手術を行った患者さんたちの多くは3日から2週間程度で痛みが引いているとのこと。昔と比べると、術後の痛みは軽くなり、入院日数も短くなっているのです。

ただし、痛みの感じ方には個人差があるもの。すべての患者さんにあてはまるとはいい切れません。たとえば、術後もずっと患部のことを思い詰めている患者さんや、手術に踏み切ることを迷いながら決めた患者さんなどは、痛みを強く感じる傾向があります。

Chapter 3 「痛くないから大丈夫」は危険!?

手術後、自宅で過ごすときは、なるべくリラックスできる環境に整えておきましょう。趣味や楽しいと思えることに集中するのが、痛みをまぎらわせるコツです。痛みがひどい時は我慢せず、鎮痛剤を服用しましょう。湯船につかって肛門を温めたり、横になって痛みが和らぐ姿勢をとったりするのも痛みを軽減する一助になります。

「トイレ」や「入浴」はいつからOK？

手術後のトイレは、原則として便意をもよおしたタイミングで普通に行うことが可能です。麻酔からさめた直後であっても、便意をもよおしたらトイレに行き、強くいきむことなく排便できます。ただし、患部への負担がかかることを考慮し、3分以上はいきまないようにしましょう。便意があるのにうまく排便できない場合、そのままいきみ続けるのは患部の負担になる行為。一度、トイレから出て、自然な排便のタイミングを待ちましょう。

排便後は、温水洗浄便座や座浴、シャワーなどを活用して肛門をやさしく洗い、清潔を保

痛みが和らぐ姿勢

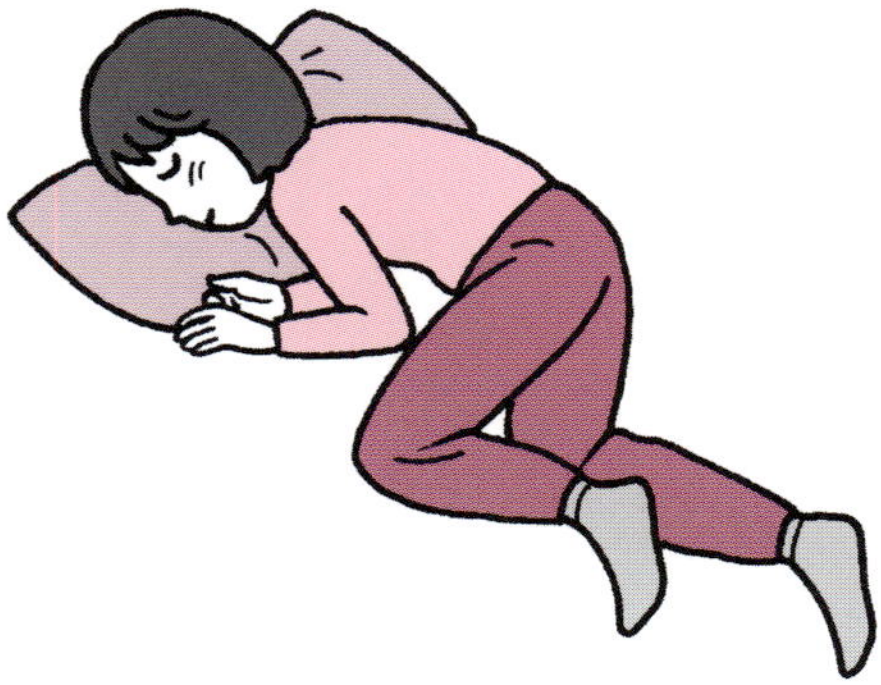

つようにします。その後、なるべく水分が残ることがないよう、トイレットペーパーを肛門に押しあてるようにして拭く、「押し拭き」をします。

入浴については、特別な制限がなければ翌日からできます。手術の傷口を入浴や座浴などで清潔に保つことは、血行をよくし回復を早めることにつながります。病院でも入浴をすすめられることが多いのはそのためです。

痔ろうの場合でも、手術後の入浴や座浴などで患部を清潔に保つと、傷口はきれいになります。

痛くない「排便・排尿・オナラ」の姿勢は？

傷口に痛みが残っていると、どうしてもお尻に力が入り、お尻を広げるのを躊躇《ちゅうちょ》しがちになるものです。ですが、お尻をすぼめた姿勢では、便が傷口を圧迫する形になるのでおすすめできません。無理のない範囲で、なるべくお尻を広げた姿勢で排便しましょう。

手術後の排尿については、とくに女性の場合は「傷口

痛くないトイレの姿勢

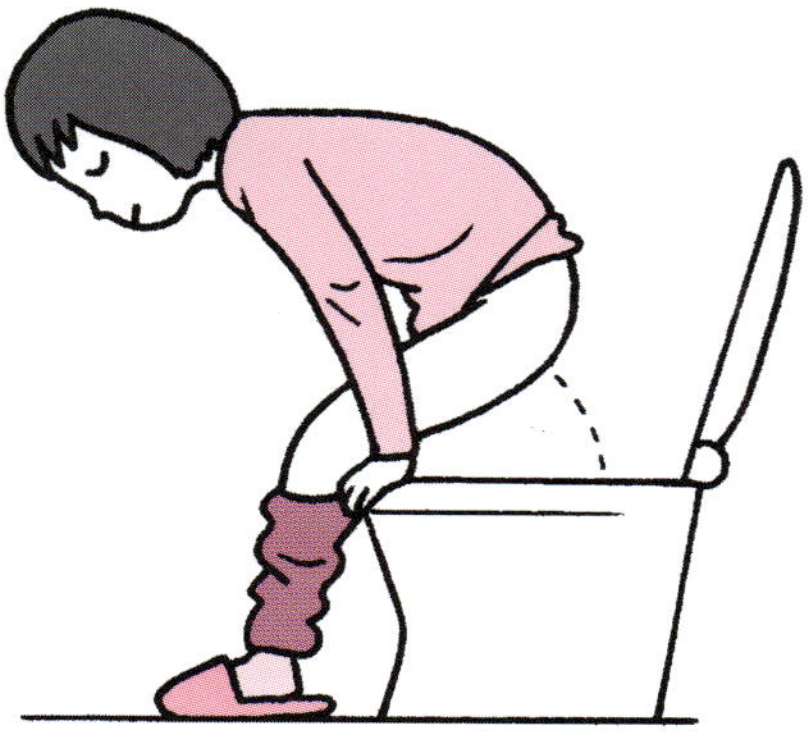

に尿がしみるのでは？」と不安に思うかもしれません。ですが、姿勢に工夫をすると痛みを軽減できます。具体的には、お尻を高く上げ、前にかがむ姿勢をとると、傷口に尿がかかりにくくなります（前ページの図参照）。

ちなみに、オナラをする場合にもポイントがあります。手術後、オナラといっしょに少量の便も出てしまうことがあり、これにより患部に痛みをともなうことがあります。排便と同様、汚れてしまったら温水洗浄便座や座浴、入浴などの方法で患部を清潔に保ちましょう。

どんな「食事」をすればいいの？

手術後の食事は、栄養バランスのとれた偏りのないメニューにすることが重要です。とくに、スムーズな排便をうながすため、繊維質の多い野菜や海藻、豆類、便の量を増やすためのお米などを積極的にとりましょう。

入院の場合、麻酔が切れた直後はおかゆ（五分）、その後は普通食になります。日帰りの手術の場合、帰宅後から普通食でＯＫですが、排便時に患部の負担になる香辛料などの刺激物やアルコールは控えましょう。ちなみに、当クリニックでは術後2週間は控えるよう指導しています。

なるべく1日3食の規則正しい食事をとり、少しずつリズム感のある生活に戻していくことが大切です。

「運動」はどこまですべき？

手術後、何日も体を動かさずにいると、排便にも悪影響が出るものです。入院している場合、手術の翌日から歩行の許可が出るので歩くようにします。

当クリニックで手術をした場合、日常生活や無理のない仕事はOKですが、激しい運動や旅行、出張は2週間、控えていただいています。

「傷口」のセルフケア方法は？

傷口は、きれいになるまで清潔なガーゼを肛門にあてておくようにします。傷口がふさがるまではガーゼに浸出液《しんしゅつえき》がつくので、汚れが気にならなくなるまで根気よく取り替えることが大切です。

「ガーゼの代わりに生理用ナプキンを使ってもいいですか？」という質問を女性から受けることがあります。ですが、生理用ナプキンは浸出液を吸収してしまうため、どうしても取り替える回数が少なくなりがち。また、生理用ナプキンは液体が漏れない構造になっているため、お尻に長時間あてたままにしておくと、患部が蒸れてかゆみやただれが生じやすくなってしまいます。

長時間の会議に出席するときなどに一時的に用いる場合は別として、基本的には傷口をスムーズに回復させるためにも、生理用ナプキンではなく、通気性のいい清潔なガーゼを使用しましょう。

手術後の過ごし方

草間かほるクリニックでは、入院手術は行わず、日帰り手術を行っています。術後、翌日からは通常の生活に戻ってもかまいませんし、無理のない範囲でなら仕事もOKです。体調を見ながら、少しずつ通常の生活に戻していくことをおすすめしています。

術後2週間は、激しい運動や旅行、出張のほか、長時間同じ姿勢でいることも控え、長距離の運転、自転車やスポーツは控えましょう。

食事は、術後の夕食からいつもどおりに戻してかまいません。ただし、香辛料などの刺激物は傷口にしみることがあるので2週間は控えましょう。アルコールも傷口の回復のスピードに影響を及ぼすことがあるため、こちらも2週間は禁止です。

手術後の療養中、ガーゼや下着に大量の出血があったときや、排便後にいつもより出血が多く、10分程度患部を圧迫しても出血が止まらないときは、ただちにクリニックに連絡してください。

入浴は、手術の翌日から1日1回。痛みがある時は、温めることで軽減されるため何回か入浴してもかまいません。

Chapter 4

セルフケアで痔にならない体づくりをしよう！

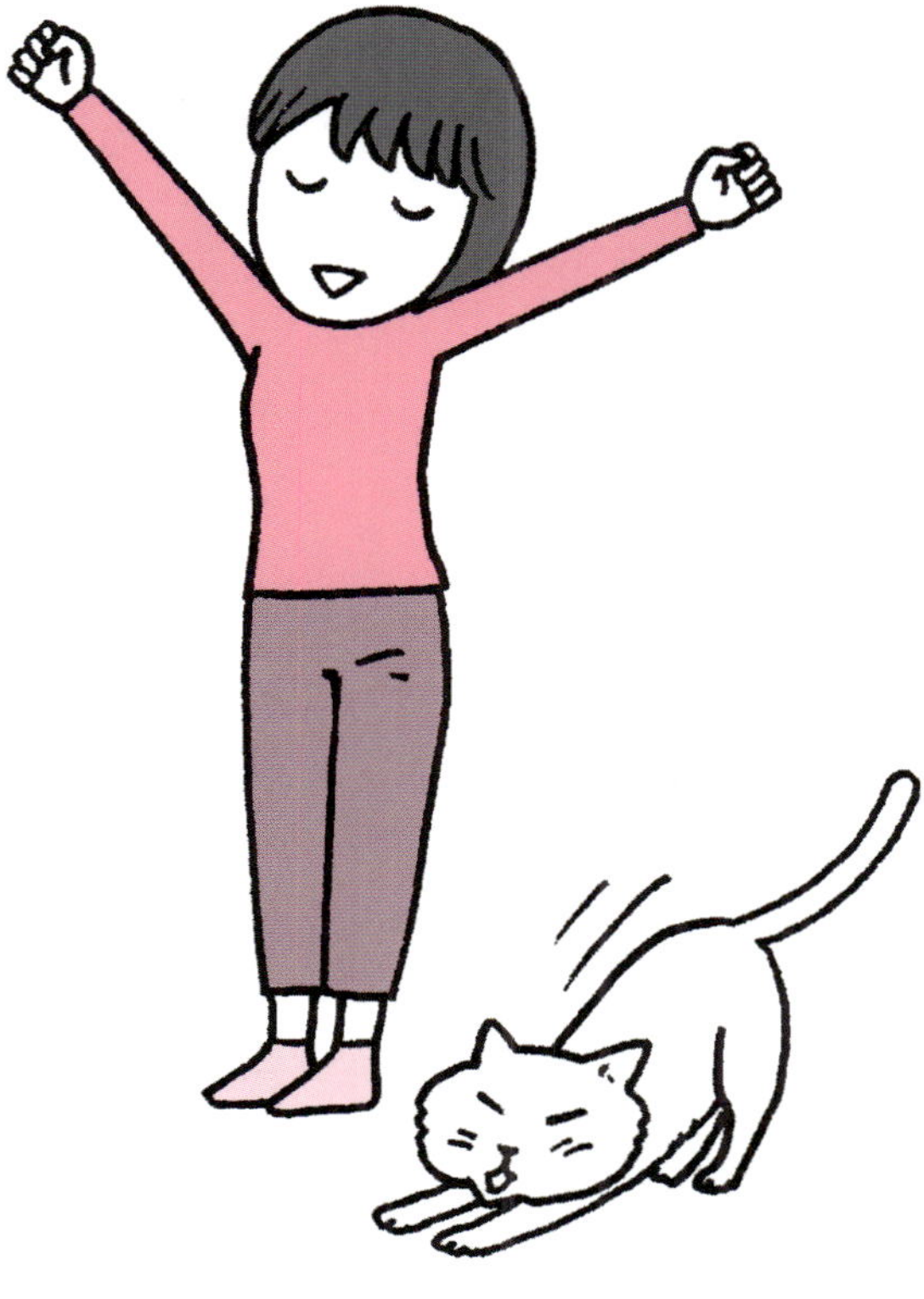

Chapter 4

痔の予防は毎日スッキリ出すことから!

快便のための基礎知識

痔にならない体づくりのためには、食生活や運動、冷え対策など毎日の習慣が重要なポイントになります。

ここでは、日常生活を見直すだけで改善できる、痔にならない習慣やセルフケアの方法をご紹介します。できることから、ぜひ試してみてください。

便秘にならない「食生活」のポイント

「何日も便が出ない」「便の量が少ない」「薬を飲まないと便が出ない」といった便秘に関する悩みを抱えている人は少なくありません。

便秘にならない体をつくるためには、毎日の食事に気をつけるのが大切なポイントです。

便の質は、便の材料となる食べ物や、腸内環境の良し悪しに左右されるものだからです。口から入った食べ物や飲み物から栄養が吸収され、残ったかすが腸にいる細菌といっしょに便になって排泄《はいせつ》されます。この際、いい材料がいい環境の腸内に届けばいい便となり、スムーズに排泄されるのです。

いい便には、次のような条件があります。

【理想的な便の条件】

●排便回数……1日1~2回程度。2日に1回でも規則的で残便感がなければ問題ない。

●色……黄色から黄褐色《おうかっしょく》。腸内の善玉菌が多いほうが黄色っぽくなる。

●匂い……「炊き立てのご飯の香り」と表現されるような、ほどほどの自然臭。きつい悪臭なら腸内に悪玉菌が増えている可能性も。

●形状……半練り状態でバナナ状に出る。便器内でも型崩れしない程度の硬さがベスト。

●量……形状がよければ量に関してはとくに問題はない。あまりに少ない時は、全体の食事量か食物繊維の不足なども考えられる。ただし、残便感がある時や便が細くなった時は要注意。

理想的な便の条件

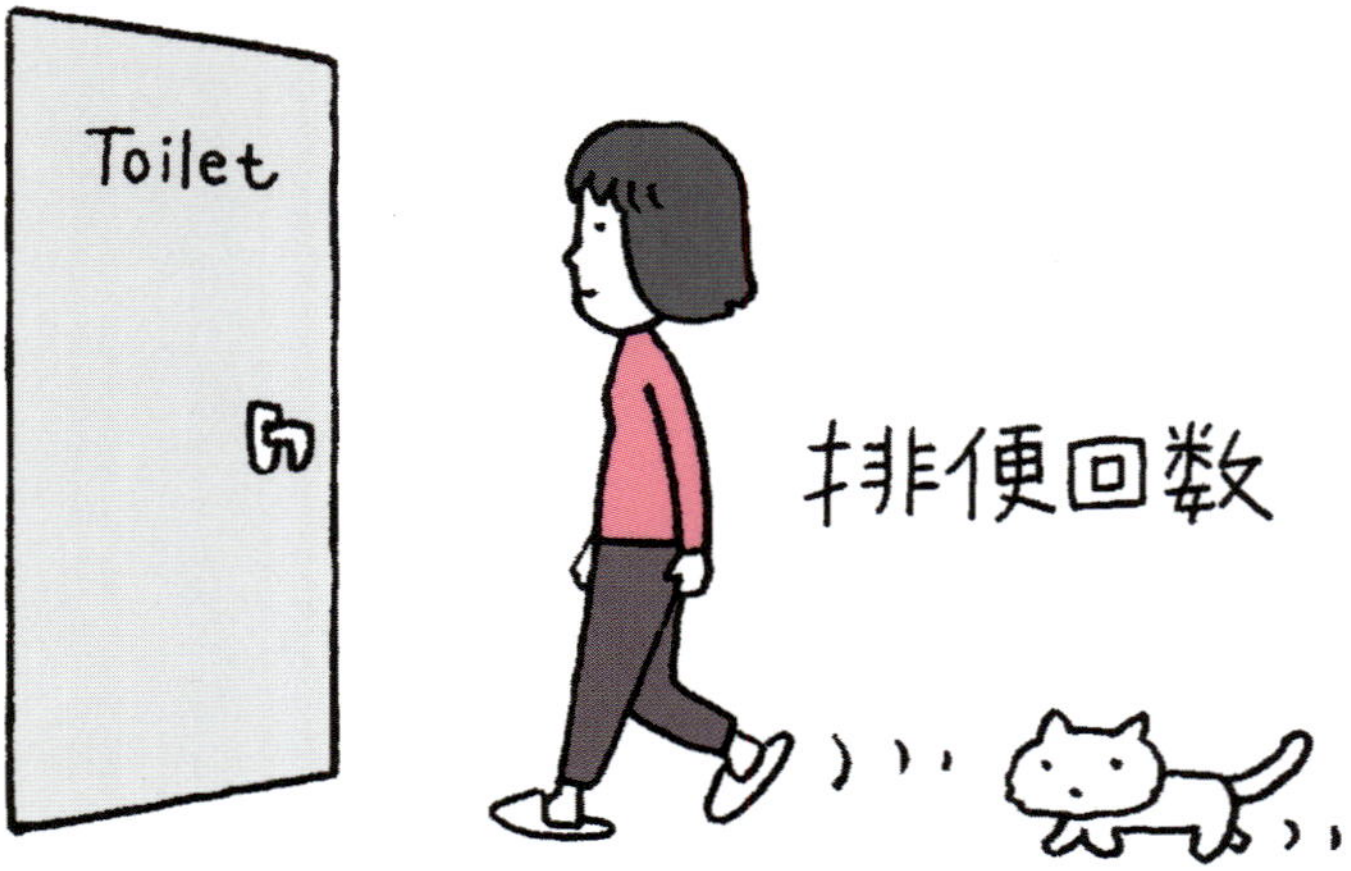

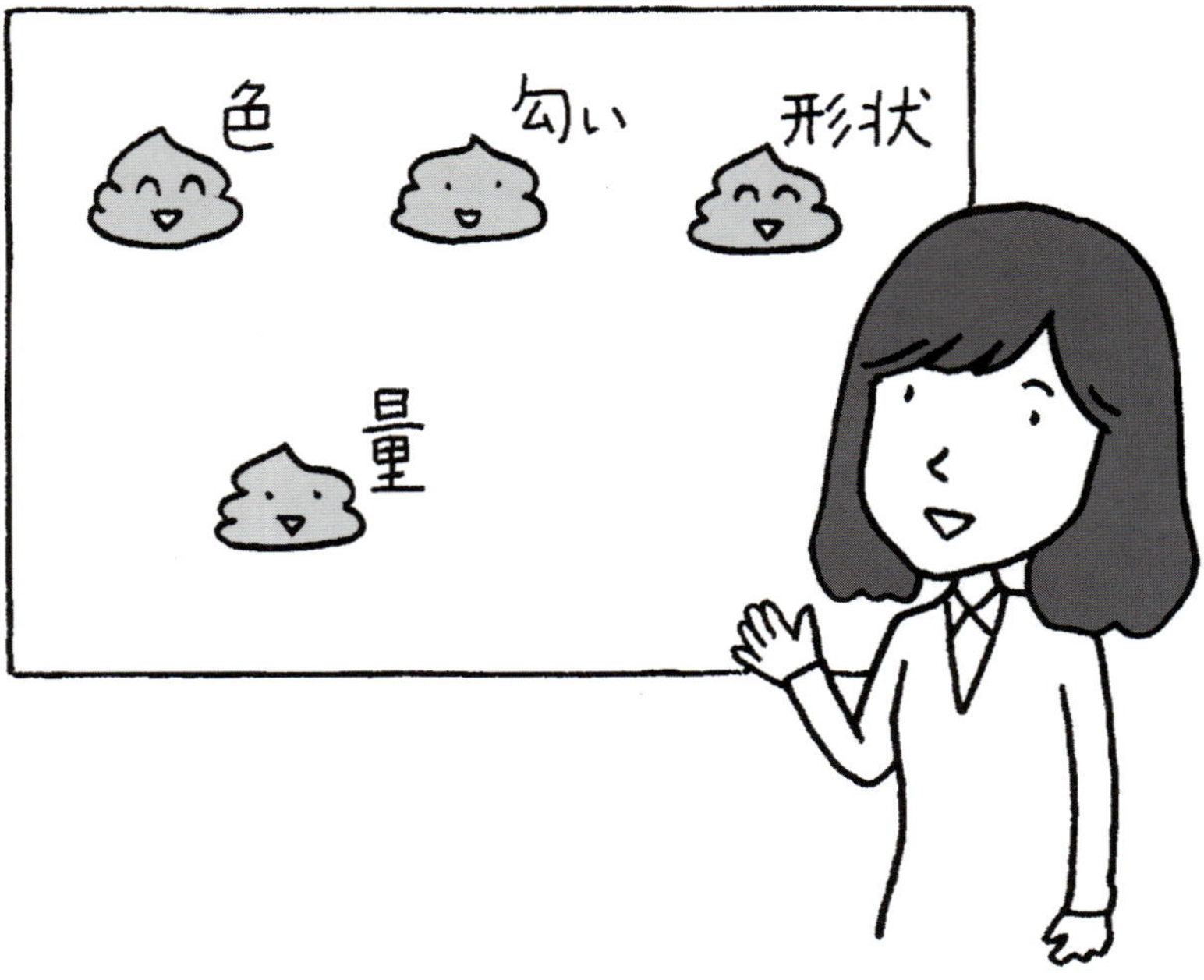

腸内環境を改善して便秘を予防する

私たちの腸内には、100種類以上の常在菌と呼ばれる菌が100兆個以上住んでいるといわれています。この常在菌は大きく3つのグループに分類できます。

ひとつは、ビフィズス菌に代表される善玉菌のグループ。もうひとつは、ウェルシュ菌を筆頭とする悪玉菌のグループ。最後は、食べ物や体調により、どちらにも傾くことがある日《ひ》和《より》見《み》菌のグループです。

理想的なのは、善玉菌のグループが優位になっている状態の時です。善玉菌は免疫力を高める働きがあります。善玉菌を増やすことは、いい腸内環境に導くだけでなく、便秘になりにくくし、痔の予防にもつながります。

一方、悪玉菌に偏って腸内環境が悪化すると、お腹の張りやゴロゴロ感、たまったガスによる悪臭を放つオナラ、下痢や便秘といった症状が出ることがあります。こうなると、それまで中立を保っていた日和見菌の中に、悪玉菌に傾く菌も目立つようになります。腸内細菌の中では日和見菌の数はもっとも多いとされているので、日和見菌の動向は腸内環境に大きな影響を与えることになるのです。

食べ物の力を借りて善玉菌を増やす

便秘で苦しまず、痔の予防をするには腸内に善玉菌を増やすことが大事。では、腸内に善玉菌を増やすためにはどうしたらいいでしょう。

善玉菌の代表は、乳酸菌やビフィズス菌です。乳酸菌やビフィズス菌が増えると便通がよくなるだけでなく、免疫力の働きを高め、痔の予防にもつながります。

ビフィズス菌を多く含む食べ物の代表格はヨーグルトや乳酸菌飲料ですが、昔から食べ続けられてきた和の食材の納豆やぬか漬けなどの発酵食品にも豊富に含まれています。ほかにも、キムチやぬか漬け、植物性のヨーグルトなども乳酸菌が豊富です。ただし、キムチの辛味成分は痔の傷口を刺激するため、現在、痔を患っている場合は避けましょう。

健康に有益な微生物のことを「プロバイオティクス」といいますが、最近では生きたまま腸に届くプロバイオティクスの乳製品もいろいろ開発されています。気をつけたいのは、乳酸菌やビフィズス菌は生きたまま腸に届いても、次々と排出されてしまうという点。善玉菌

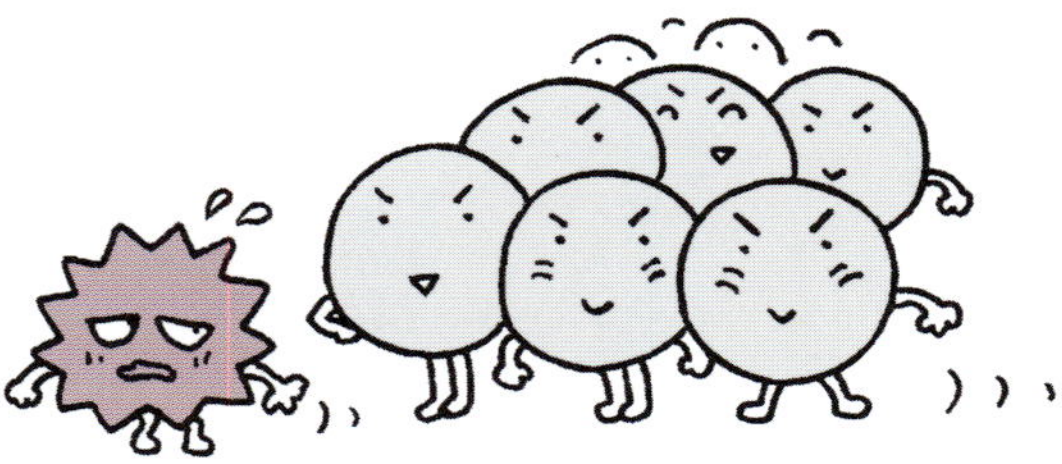

食物繊維は2種類ある

食品例：豆類、イモ類、穀物、キノコ類、野菜類など	
働　き	腸内の食べ物の体積を増加させ、腸の蠕動運動を促進する
栄　養	不溶性食物繊維
食品例：海藻類、こんにゃく、果物、オクラなど	
働　き	水分を吸収し、便を軟らかくする。善玉菌を増やす
栄　養	水溶性食物繊維

が優位のいい腸内環境を保つには、乳酸菌やビフィズス菌を毎日しっかりとり続けることが必要です。

いい便をつくる2種類の食物繊維をとる

食べ物にはいろいろな栄養素が含まれていますが、中でもいい便をつくる材料となるのは食物繊維です。食物繊維は、便秘や下痢の予防に役立ち、痔にならない体づくりには欠かせない大切な存在です。

食物繊維には「不溶性食物繊維」と「水溶性食物繊維」があります。

●不溶性食物繊維

食物繊維の中でも、水に溶けない成分で、便の量を増やす役割を果たすもの。腸の蠕動《ぜんどう》運動を活発にして排便のリズムを整える働きもある。豆類や大豆製品、イモ類やキノコ類、穀物や野菜類など。

●水溶性食物繊維

食物繊維の中でも、水に溶けてゲル状になる成分で、便の量を増やす役割を果たすもの。不溶性食物繊維に比べ、腸に与えられる刺激が少なく、下痢の予防にも効果が期待できる。

海藻類やこんにゃく、果物など。

不溶性食物繊維は、とり過ぎると腸壁への刺激から下痢を起こすこともあります。また、ストレスなどで腸の動きが弱まる過敏性腸症候群からくる便秘や下痢の場合にも、不溶性食物繊維のとり過ぎは注意が必要です。

水溶性食物繊維は、腸内での停滞時間が長く、食べ物の消化吸収をゆっくり進めるので、下痢気味の人にはおすすめです。また、腸内細菌のエサとなり善玉菌を増やし、臭くない質のいい便をつくります。

一般的に、食物繊維の豊富な食材には、不溶性と水溶性、どちらも含まれることが多いとされています。

食物繊維の多い食品

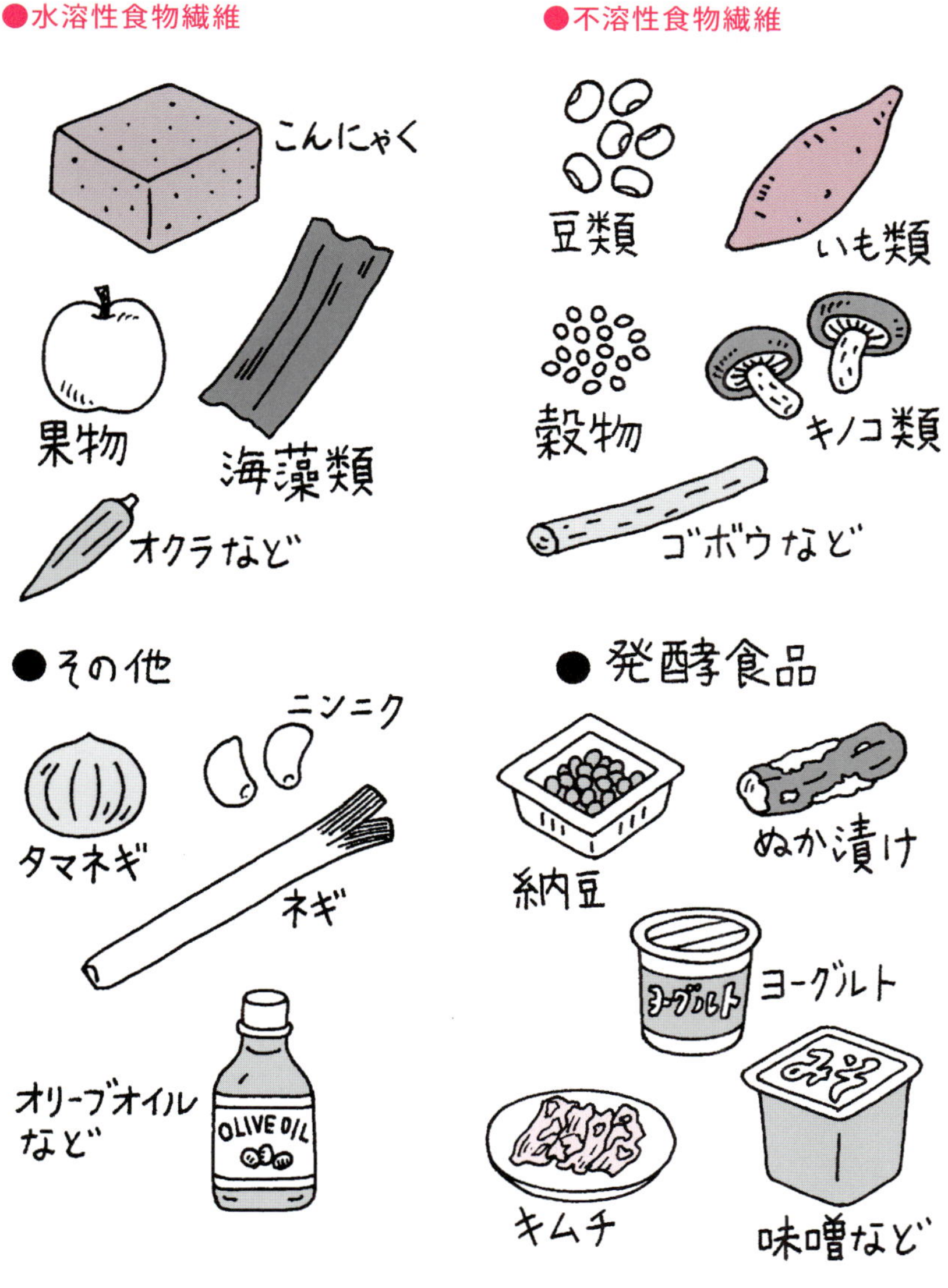
●水溶性食物繊維
こんにゃく
果物
海藻類
オクラなど
●不溶性食物繊維
豆類
いも類
穀物
キノコ類
ゴボウなど
●その他
ニンニク
タマネギ
ネギ
オリーブオイルなど
OLIVE OIL
●発酵食品
納豆
ぬか漬け
ヨーグルト
キムチ
みそ
味噌など

正しい姿勢でスムーズな排便を

便意を感じても排便時の姿勢によってスムーズに排泄できないことがあります。排便しやすい姿勢のポイントはイラストのように、①前かがみになる、②足先は床につけ、かかとを少し上げる、の２つ。ロダンの「考える人」のイメージです。前かがみの姿勢がとりづらい時は丸めた座ぶとんかクッションを抱くようにし、足元が不安定な時は台を置いたりすると直腸と肛門の角度が鈍角に開き、腹筋に力が入りやすく排便に適した姿勢になるとされています。

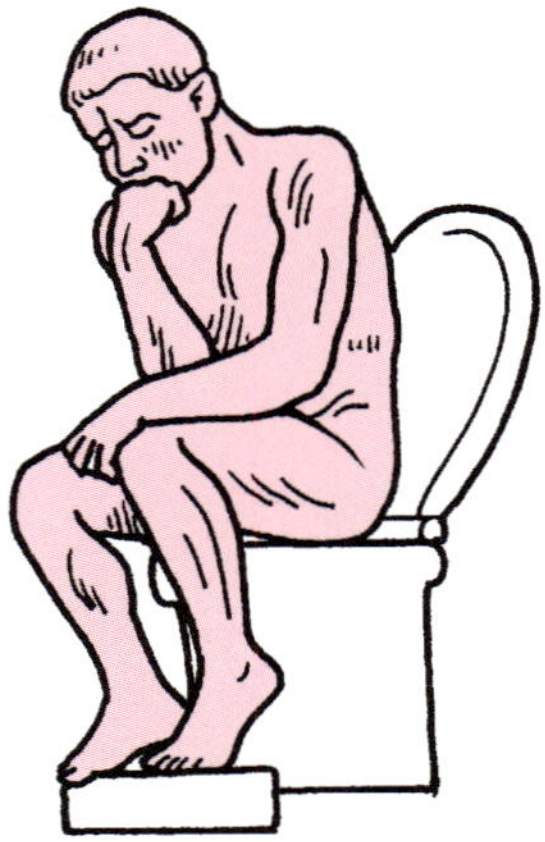

Chapter 4

慢性の下痢が痔を招くことも⁉

下痢になりやすい人の痔対策

毎日の食生活が乱れていると、下痢になりやすく痔への悪影響があります。慢性の下痢は、排便時に強い勢いで肛門を刺激して痔核（いぼ痔）になったり、細菌に感染して痔ろうになったりする可能性もあるからです。

下痢には、一過性（急性）と習慣性（慢性）の2種類があります。一過性の下痢は食中毒など感染性のもの、習慣性の下痢は暴飲暴食や冷え、生活環境の変化などが原因の消化不良で起こるものが一般的です。

ストレスや過労などの理由で下痢になるケースもあります。人間の免疫力は、心の状態により高まったり低下したりするもの。ストレスがあると免疫力が下がり、腸の動きが弱くなるため下痢を招くことも少なくありません。

下痢を改善する食生活のポイントは、便秘と同様で腸内の善玉菌を増やすことです。乳酸菌やビフィズス菌を豊富に含む食べ物を積極的にとることで腸内環境を整えましょう。

下痢にならないために気をつけたいこと

食事編

- ヨーグルトや発酵食品を積極的にとり、腸内の善玉菌を増やす。
- 不溶性食物繊維のとり過ぎには気をつける。
- 冷たい食べ物、飲酒によるアルコール類のとり過ぎは控える。
- 脂っこい食事を控え、できるだけ消化のいいものを食べる。

生活編

- お腹を冷やすのは厳禁。体全体を冷やさないよう、服装や空調などで工夫をする。
- ストレスをためないよう、趣味やスポーツ、入浴など自分に合った解消法を定期的に実践する。
- 十分な睡眠をとり、疲労をためない。

下痢になったときに役立つ4つの対処法

対処法その1：まずは安静と保温

お腹から腰まわりを温めると、症状が落ち着くケースは少なくありません。携帯カイロを活用するのもおすすめです。横になるなど、楽な姿勢で様子を見るものいいでしょう。

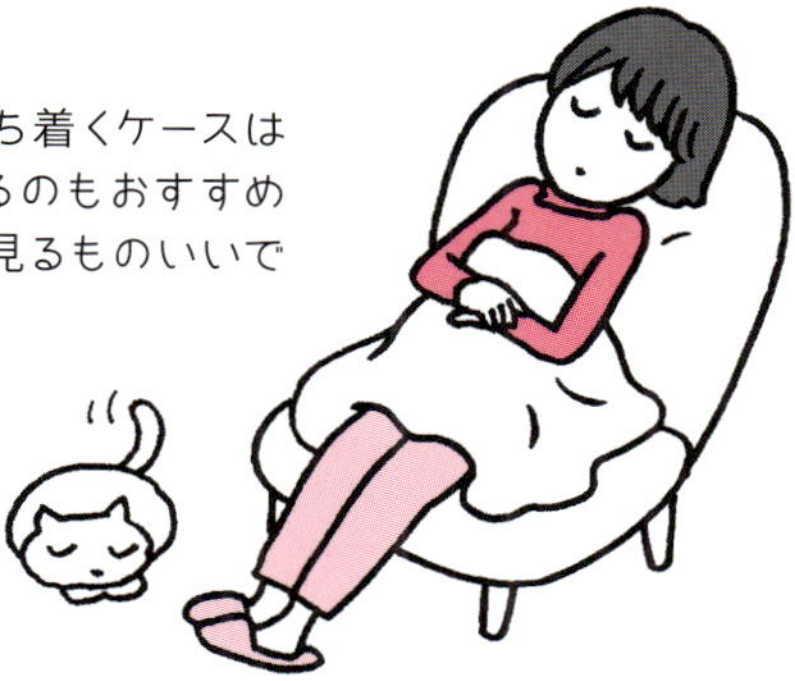

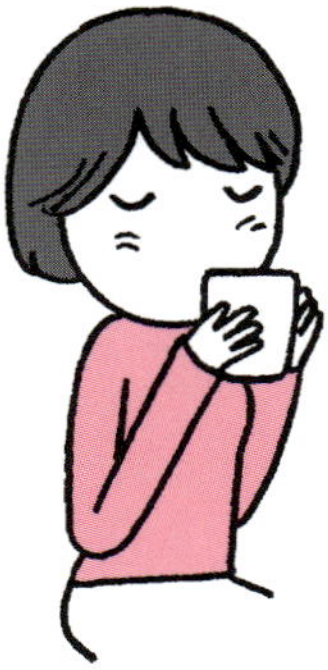

対処法その2：水分補給を忘れずに

下痢をしている間は、体内の水分が失われている状態なので、水分補給が大切です。ぬるめの白湯や薄いお茶などをこまめにとりましょう。冷やし過ぎていないものであれば、スポーツドリンクもOKです。

対処法その3：食事は症状が落ち着いてから

中毒や感染症により下痢が生じたときは、食べ物を口にすると便意をもよおします。食事は、症状が落ち着いてからにしましょう。その際はおかゆや野菜スープなど消化のいい、刺激の少ないものを少しずつとるようにします。様子を見ながら普通食に戻していくといいでしょう。

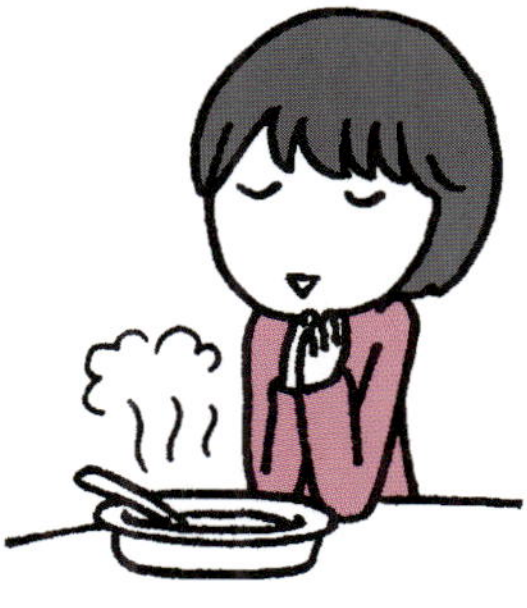

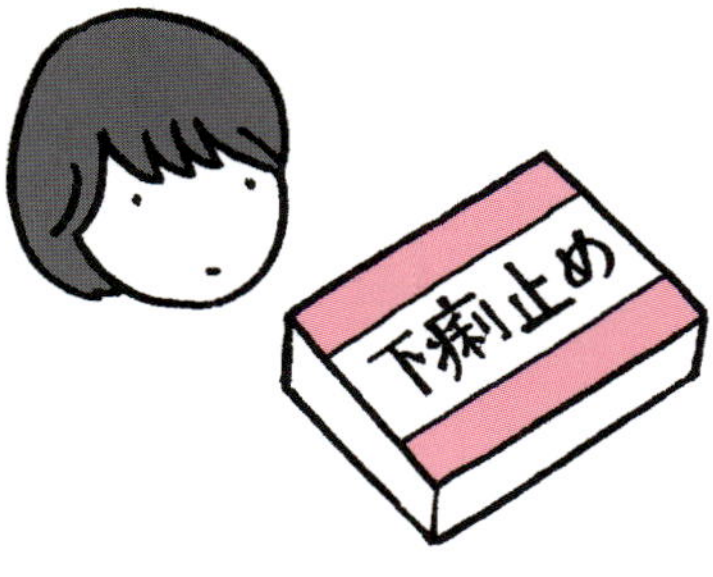

対処法その4：下痢止めは慎重に

下痢止めの薬は医師の処方のもとで服用してください。細菌やウイルスが原因の下痢の場合、病原となった有害物質が排出されず、症状を長引かせてしまうこともあります。発熱や激しい痛み、血便がある場合にも、素人判断は危険です。必ず病院で受診しましょう。

Chapter 4

お腹の調子を整える運動を続けるのがコツ

痔の予防や症状悪化を防ぐ「運動」

痔にならない体づくりの基本の心得のひとつに、「同じ姿勢を長時間、続けない」ということがあります。座ったままでも、立ったままでも、同じ姿勢を続けていると、血行が悪くなり、痔のためにはよくないことなのです。

仕事上、頻繁に体を動かすことができない場合でも、トイレに立ったときや休憩時間、昼休みなどのタイミングで体を伸ばしたり、肩や腕を回したり、足の屈伸運動といった軽い運動を心がけましょう。

長時間のデスクワークなど、座ったままで動くことが難しい場合は、椅子から少し腰を浮かすだけで

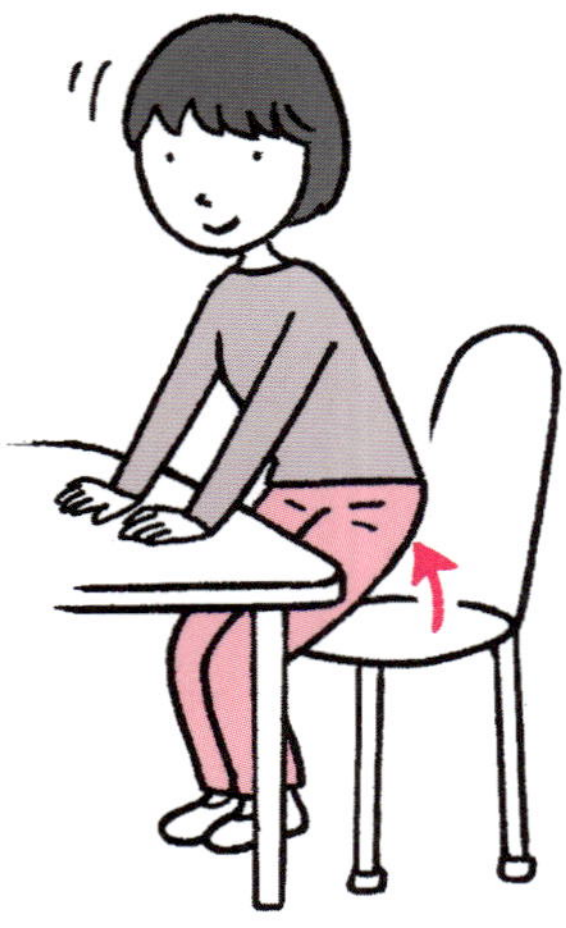

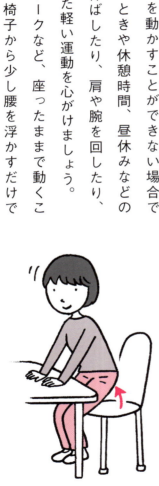

も血行改善の効果が期待できます。こうすることで、お尻にかかっていた体重から解放されることになるからです。

腸の動きをよくする運動とは？

体を積極的に動かすことは、痔の予防や症状悪化の防止に有効です。

体を動かすと、腸の働きが活発になるため、痔の最大の敵である便秘の予防につながります。とくに腹筋を使う運動や、腹式呼吸を心がけるだけで、腸の動きが改善されます。

運動は、自律神経を整える働きもあります。自律神経は、「活動モード」になる交感神経と、「リラックスモード」になる副交感神経という2つの相反する働きを持つ神経から成り立つもの。この2つの神経がバランスを保って働くことで、腸の蠕動《ぜんどう》運動をコントロールしています。したがって、自律神経が乱れると、腸の動きにも影響があるのです。運動することで自律神経のバランスが整い、便秘を防ぎ、痔にならない体づくりをサポートできるのはそのためです。

ほかにも、運動は血行を促進するというメリットもあります。血液の循環がよくなると、お尻の血行も改善され、肛門のうっ血予防にもつながります。

現在、何らかのスポーツをしている場合は、ぜひ続けましょう。これから運動を始める場合は、億劫《おっくう》にならずに楽しく続けられるものなら、どんなものでもかまいません。もしも、「運動はちょっと……」と苦手意識がある人は、エレベーターの代わりに階段を使ったり、電車で移動をする際に目的地よりひと駅手前の駅で降りて歩いたりするなど、日常生活の中で気軽にできるものでも十分、運動になります。歩くときは、左のイラストを参考に、正しい姿勢でウォーキングをしましょう。

運動の強度は、全身が軽く汗ばむ程度でＯＫです。ただし、現在血圧が高かったり、糖尿病の場合、医師と相談してから運動するようにしてください。

正しいウォーキングのための３つのポイント

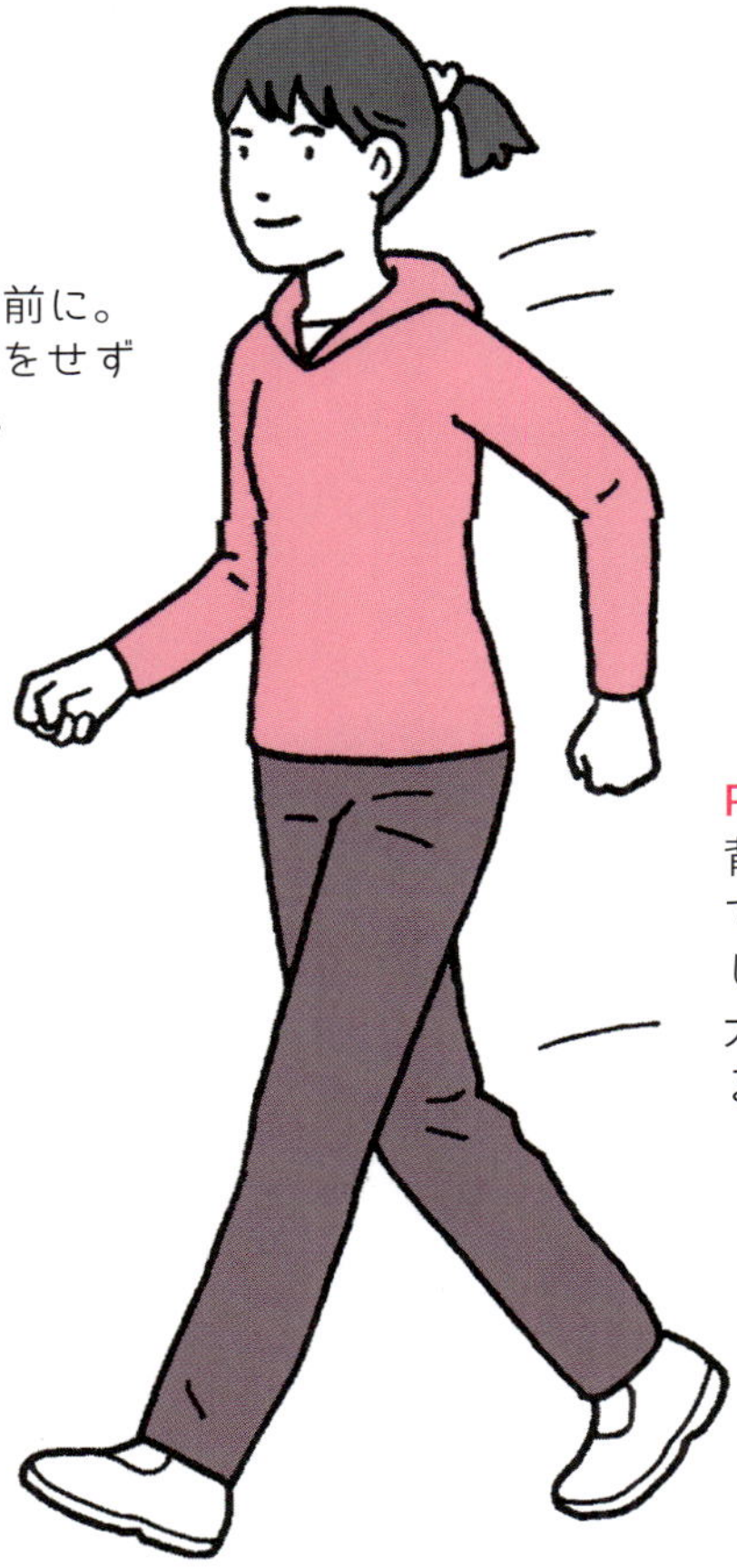

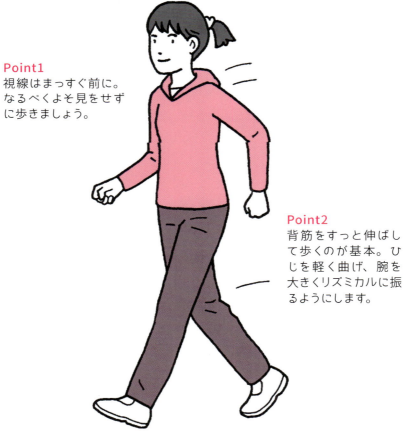

Point1
視線はまっすぐ前に。
なるべくよそ見をせず
に歩きましょう。

Point2
背筋をすっと伸ばして歩くのが基本。ひじを軽く曲げ、腕を大きくリズミカルに振るようにします。

Point3
足を着地させる時は、かかとから。
靴は、歩きやすいウォーキング専用
のしっかりしたものを選びましょう。

Chapter 4

痔には
不向きな運動も
ある!?

痔の症状がある時に避けたい「運動」

基本的に、運動は食事や睡眠と同様、健康な体をつくるためには欠かせません。ですが、痔の症状が強い場合、避けたほうがいい運動もあります。

たとえば、テニスや野球、サッカーやゴルフ、柔道などの格闘技といった、瞬間的にお腹に力が入るような運動です。これらの運動は痔の症状が強い時は控えたほうがいいでしょう。

ほかにも、スキーやスケートなども寒い環境の中で長時間、中腰の姿勢になるため、痔にはよくありません。症状が落ち着くまでは控えたほうが無難です。水泳は、「冷たい水で体を冷やすから、やめたほうがいいのでは?」と思うかもしれません。ですが、温水プールであれば体を冷やす心配はありません。むしろ、全身の筋肉を活用する水泳はおすすめの運動のひとつ。痛みがある時など、深刻な場合以外であれば、続けることが望ましいでしょう。

痔の症状がある時に避けたいスポーツ

いきんだりしゃがんだり、体を冷やしたりすることがある運動は、痔の症状が改善するまで控えましょう。

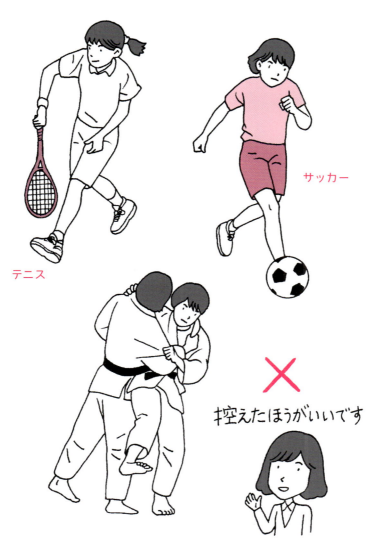

無理なく括約筋を鍛える「肛門体操」

「運動をする時間がない」「体を動かすのは苦手」という人におすすめなのが、肛門体操です。肛門体操は、肛門の括約筋を締めたりゆるめたりするだけの簡単な体操です。誰でも今日から簡単に始められる肛門体操ですが、これをすることで自然と括約筋《かつやくきん》が鍛えられ、血行もよくなるため、痔の予防に効果が期待できます。

肛門体操の具体的なやり方は、次のとおりです。

【肛門体操のやり方】

ステップ1. お尻の穴をキュッとすぼめる。このとき、お尻にえくぼができるようにするのがポイント。

ステップ2．すぼめたお尻の穴をゆるめる。

ステップ3．ステップ1とステップ2を数回繰り返す。

たったこれだけで、肛門体操は完了です。いつでも、どこでも簡単にできるので思いついたら実践してみましょう。通勤時の電車や移動時のエスカレーター、家事の最中にも人目を気にすることなく気軽にできるのもおすすめの点です。

肛門括約筋は、年齢を重ねるたびに伸縮する筋力が少しずつ衰えてくるもの。痔を繰り返しているとさらに筋力が弱くなるため、痔核が飛び出して戻りにくくなったり、脱肛を繰り返したりするようになります。

現在、痔ではない人でも、括約筋が弱いと便意を我慢できずに、下着を汚すこ

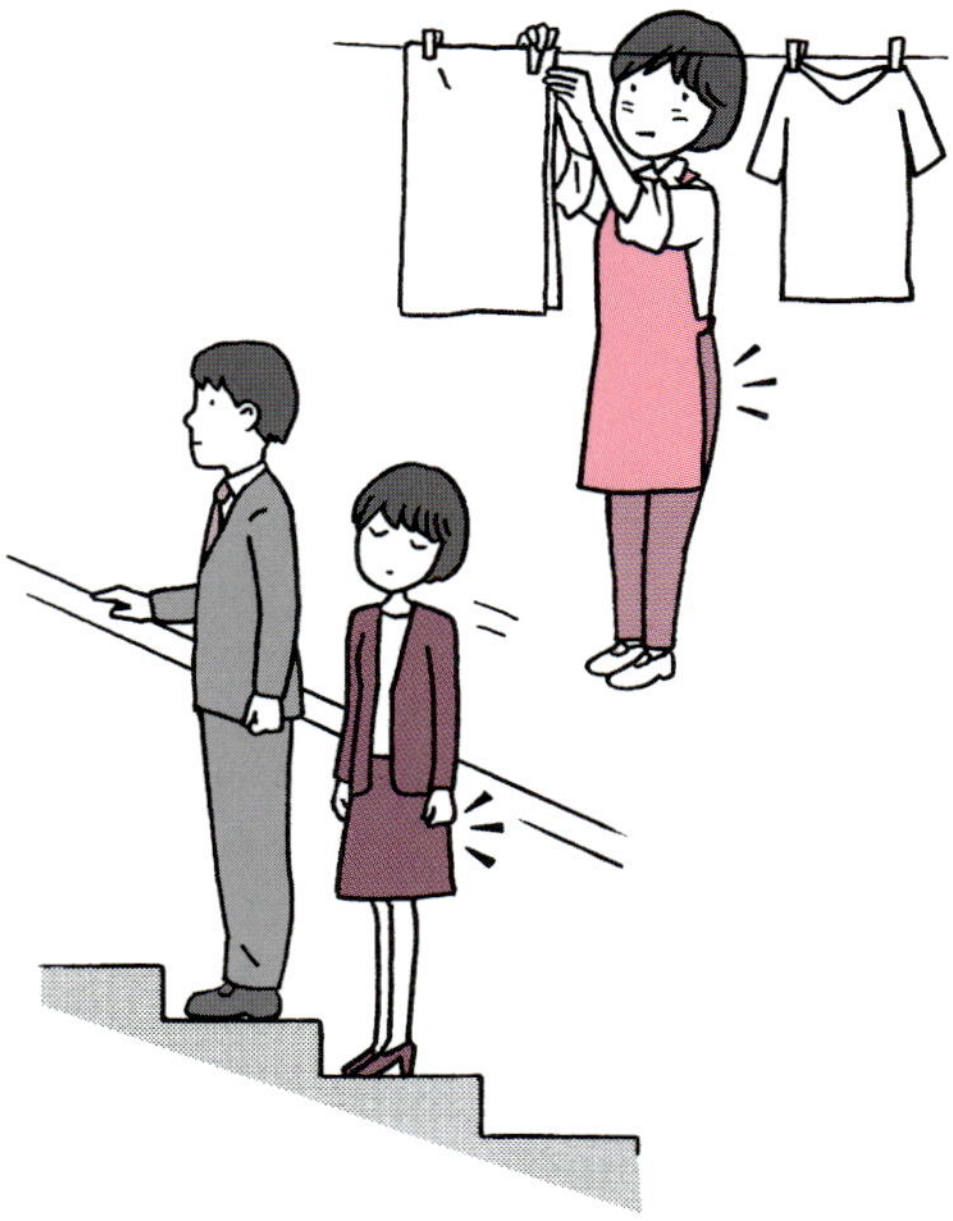

ともあるでしょう。肛門をキュッと引き締めて、外に飛び出した痔核が中に戻るくらい括約筋が働くようになると、血行も改善され、うっ血予防にもつながります。

Chapter 4

自宅で簡単に便秘のセルフケアができる！

便秘にならない「ストレッチ＆マッサージ」

繰り返しになりますが、痔にならない体づくりのためには、便秘にならないことが重要です。便秘にならないためには、日頃から腹筋を鍛えておくのも大切なポイントになります。腹筋が弱まると、腸の蠕動運動が低下しやすくなり、排便時にも腹圧を十分かけられなくなるからです。筋力の低下により生じる便秘を防ぐためにも、毎日、腸を刺激する簡単なストレッチやマッサージをする習慣を身につけましょう。

次の3つのストレッチとマッサージは、腸を刺激したり腹筋を鍛えたりして、便秘の予防に効果が期待できる方法です。どれも特別な道具は必要なく、時間もかからずできるので、おやすみ前やスキマ時間にぜひ実践してみてください。

■腸を刺激する「寝たままストレッチ」

ステップ1. 仰向けに寝たまま、片方のひざを曲げる。

ステップ2. 息を吐きながら、両手でひざをお腹のほうに引き寄せ、そのまま 10 秒キープ。これを左右交互に 3~5 回、繰り返す。

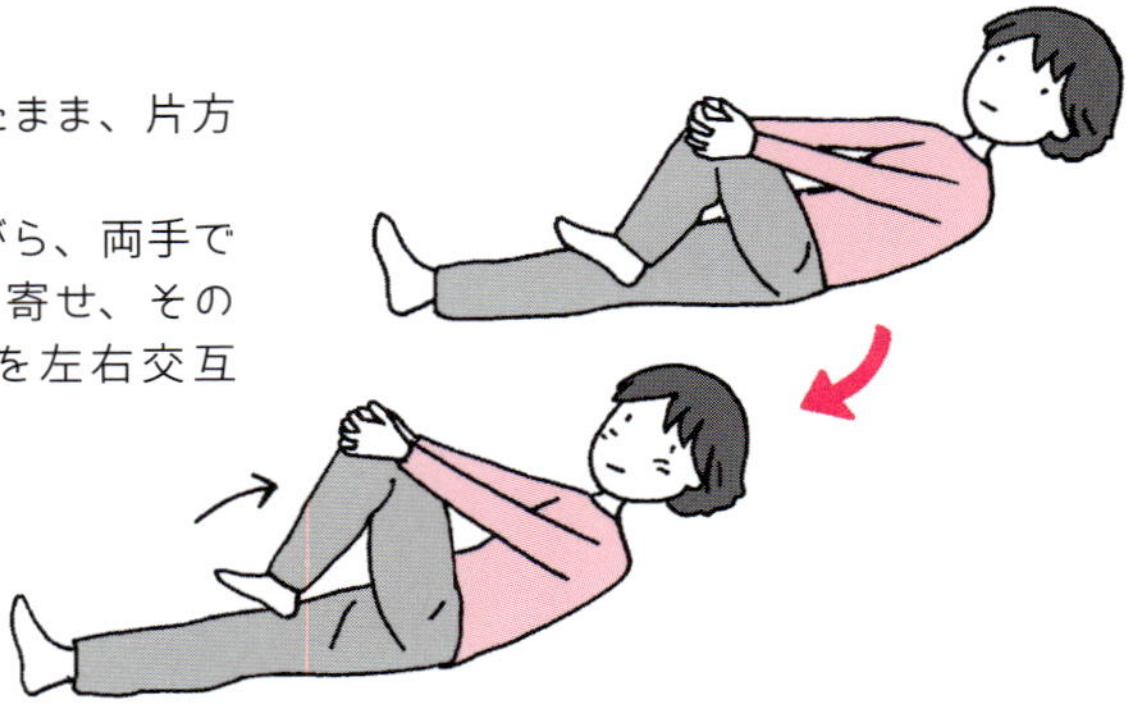

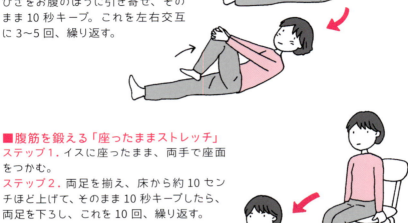

■腹筋を鍛える「座ったままストレッチ」

ステップ1. イスに座ったまま、両手で座面をつかむ。

ステップ2. 両足を揃え、床から約 10 センチほど上げて、そのまま 10 秒キープしたら、両足を下ろし、これを 10 回、繰り返す。

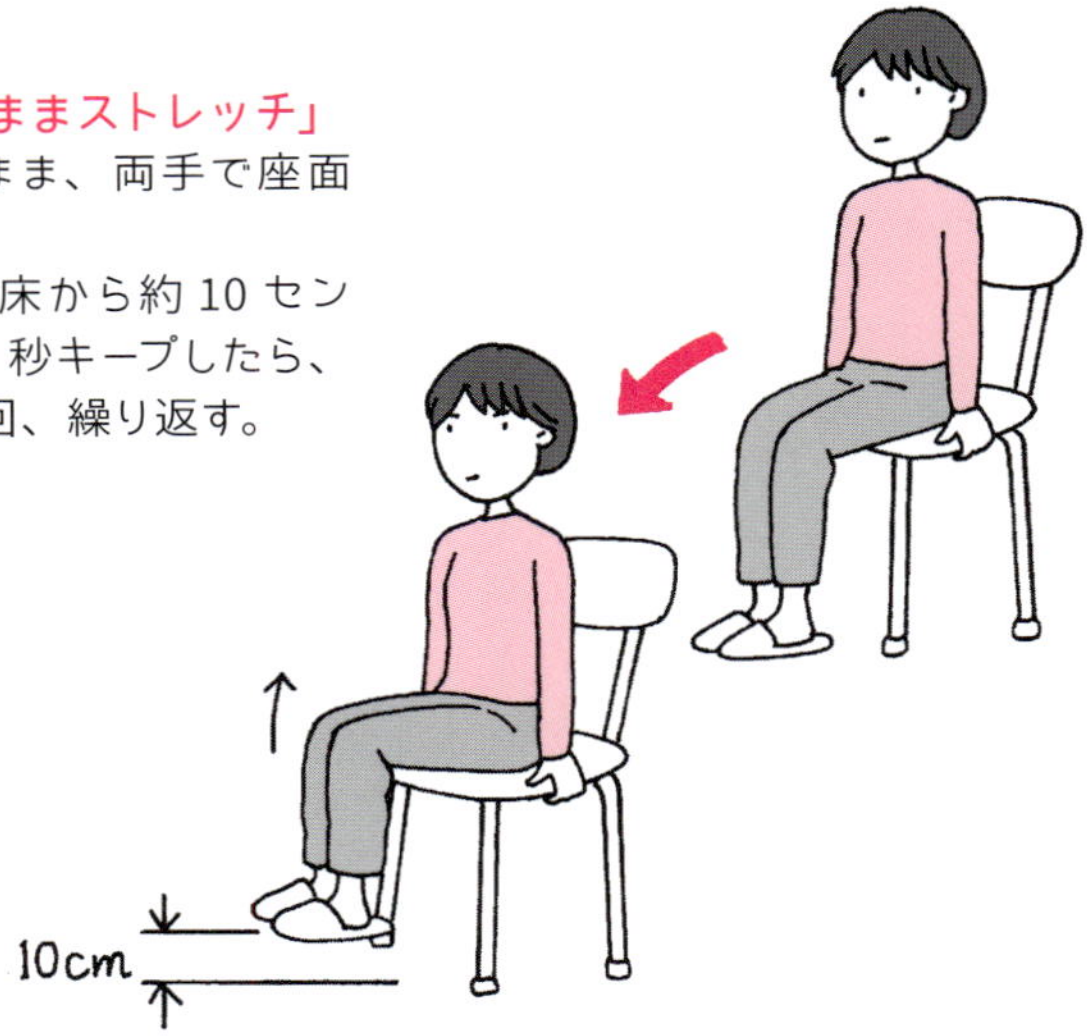

■排便をうながす「くるくるマッサージ」

ステップ1. 手のひらをおへその下にあてる。

ステップ2. 時計回りにくるくるとゆっくりお腹全体をマッサージする。

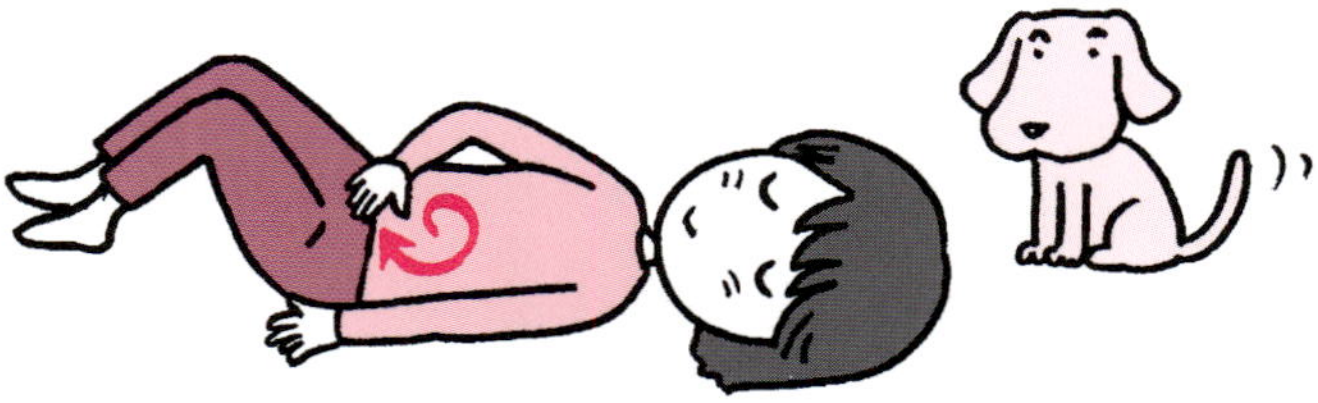

「冷え」知らずの体で痔を予防する

痔にならない、悪化させないためには、体を冷やさないよう、日常生活の中での工夫が必要です。冷えは血行を滞《とどこお》らせ、痔疾患《じっしっかん》の原因になるからです。

とくに下半身の冷え対策は、冬場だけでなく1年中欠かせません。夏場でも、ほとんどの室内ではエアコンがきいているため、無意識のうちに体が冷えてしまっているケースも少なくありません。薄着でいないようにするのはもちろん、胸元や肩、おへそや足など肌を露出した服装は体が冷えるもと。痔だけではなく、全身の不調を招きかねません。

季節を問わず、いつでも体を温めることを意識することが、病気知らずの体をつくる基本のルールです。

38～40度で入浴して痔のケアを

冷えてしまった体を温めるセルフケアとして、もっともおすすめの方法が入浴です。体を温めるだけでなく、痔の治療をしている場合も患部を清潔に保ち、その効果を高めることができます。冬場だけでなく夏場も含めた1年中、できるだけ毎日、就寝前や運動のあと、排便後などのタイミングで入浴する習慣を持ちましょう。

38～40度くらいのぬるめの湯船にゆっくりつかることで、滞りがちな肛門周辺の血行が改善されます。うっ血防止にも効果が期待できます。入浴剤を活用して体を温め、血行を促進するのもいいでしょう。ただし、患部に刺激を感じた場合、入浴剤は控えましょう。

湯船に入れない時は、お尻を中心にシャワーをあててお尻を温めるとさらに効果的です。

また、温泉の中には痔の改善に効果が見込めるものもあります。温泉につかることで心も体もリラックスできるので、痔の

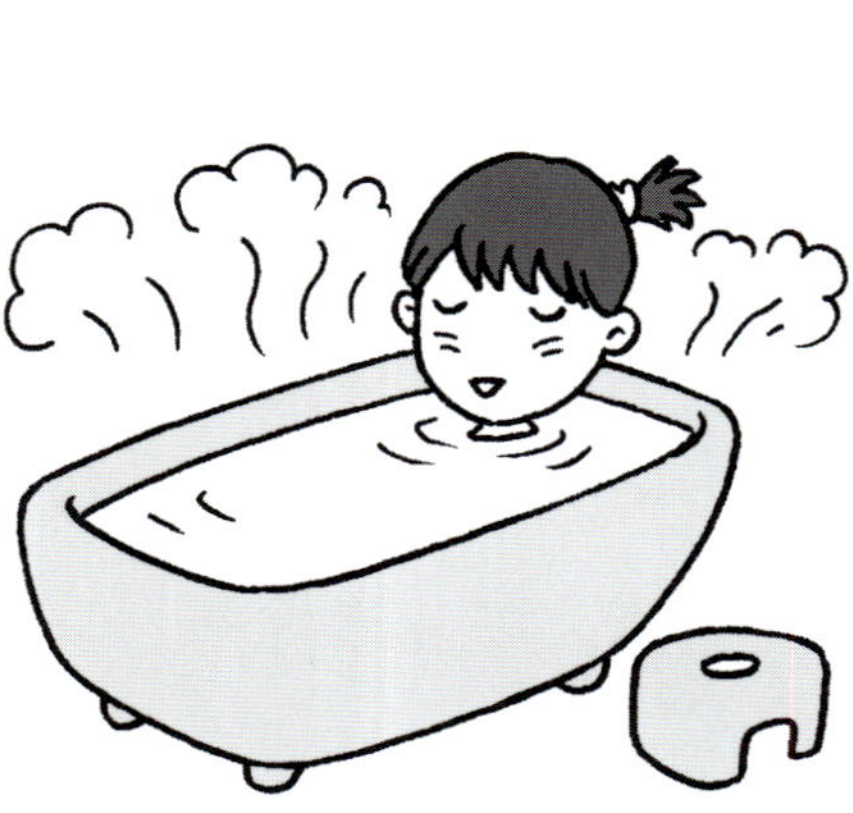

ケアにも適しています。とはいえ、温泉も入浴剤と同様、患部に刺激を感じたら控えたほうが無難でしょう。

下着やブランケットで腰を温める

腰を温めることも、痔の予防や治療効果を高める上では大切なポイントです。とくに夏場などエアコンのきいた室内で1日中過ごすことが多い人は、腰を中心とした下半身の冷え対策が必要です。

腰の冷えは、服装や身につけるもので外側からケアすることが可能です。

たとえば、下着に工夫をするのも手。股上が深めのショーツを穿《は》いたり、薄手でも保温効果の高い下着を着たりするのもいいでしょう。アウターに響かない腹巻きを身につけるのもおすすめです。

女性の場合、スカートスタイルをパンツスタイルに変えるのも、冷え対策として有効です。足もとが冷える場合、

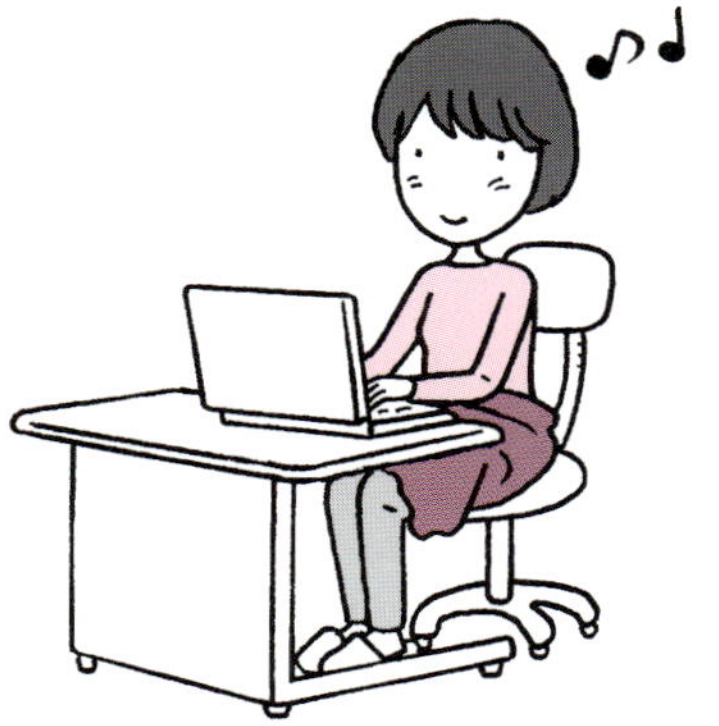

靴下を重ね履きしたり、足首ウォーマーを活用して温めたりするのも効果的。

デスクワークの人は、1年を通じてひざ掛けのブランケットは必須です。ひざに掛けるのも足を温めますが、痔の予防として腰を温めたいときは、直接、腰に巻くと下半身の保温効果が格段にアップします。

冷え対策には、こまめなストレッチを

長時間、同じ姿勢で作業を続けていると、知らずに体が冷えてしまうもの。定期的に体を動かすことを心がけましょう。

具体的には、足首の上げ下ろしや、ひざの曲げ伸ばし、ひざの後ろ側を手でもみほぐす、といった簡単なことをするだけでも、血行は改善します。また、上体を左右に伸ばしてストレッチをしたり、腰を回して体をほぐしたりするのも血行改善をサポートします。車を運転する場合も、長時間になるときは時間を決めて休憩を入れるなどして、こまめに体を動かす工夫をしましょう。

とくに長時間座っていることが多い人はその場で屈伸運動するなどして体を動かすようにしてください。

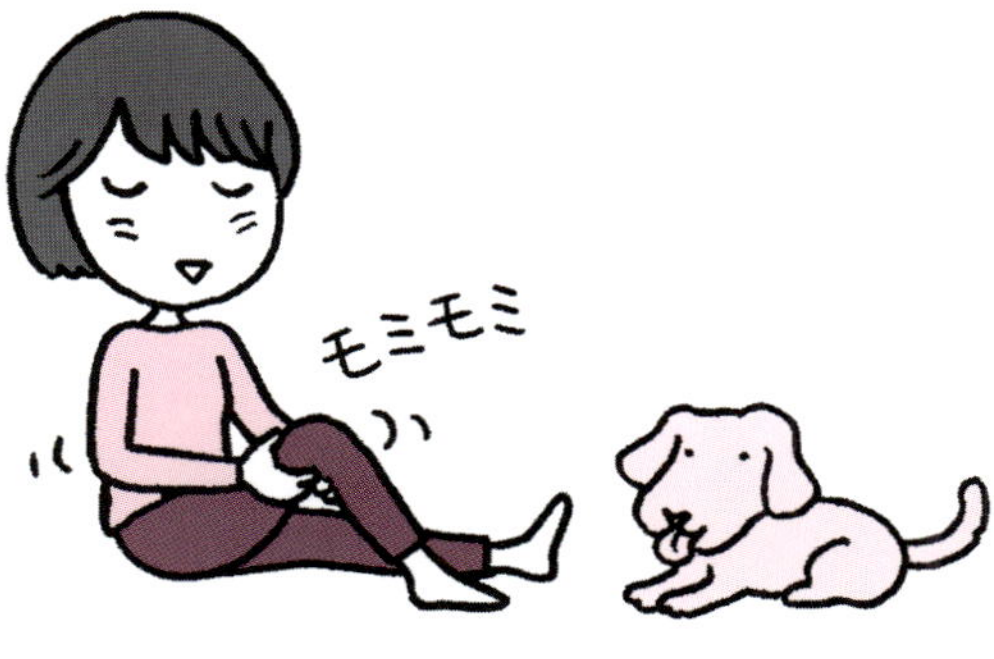

Chapter 4

「食べて」体を温める！

毎日の食事で「冷え」を撃退！

食事のあとに、体が温かくなったと感じたことがある人は多いのではないでしょうか。とくに熱い食べ物を食べたあとではなくても、私たちの体は食事をすると体温が上がる仕組みが備わっています。これは、食べ物が消化吸収される過程でエネルギーが生まれ、活動の燃料になるのと同時に、体温も上昇するからです。

東洋医学の考え方によると、食べ物には「陰」と「陽」のものがあるといわれています。「陽」の食べ物は血液をスムーズに循環させ、体を温める効果があるとされ、「陰」の食べ物は体を冷やすとされています。

「体調に合わせ、食べ物を選ぶ」という医食同源の考え方から生まれた発想ですが、この考え方は冷え対策にも応用できます。毎日の食事で体を内側から温める工夫をしましょう。

「陽」の野菜を食べて体を温める

では、具体的に体を温める「陽」の食べ物には、どのようなものがあるのでしょうか。ひとつずつすべてを覚えるのは難しいものの、覚え方にはコツがあります。それは、「色が濃く、寒い地方で育った、硬い食べ物」「野菜であれば、成長過程がゆっくりで、地下に伸びるもの」というものです。

たとえば、ダイコンやニンジン、ゴボウなどの根菜類、タマネギやニンニク、ショウガやイモ類などが該当します。野菜以外では、赤身の肉類やチーズ、卵や魚類が体を温める食材です。

反対に、キュウリやレタスなど、地上に伸びる生野菜の多くは「陰」の食べ物で体を冷やすものです。

気をつけたいのは、唐辛子に代表される辛い食べ物です。体を温める効果はあるものの、痔が気になる人は要注意。辛味成分が便に混ざって傷口を通るため、肛門を刺激して痛むことがあるためです。

コショウなどの香辛料も患部のかゆみや痛みをともなうことがあるので、症状が落ち着くまでは控えたほうが無難でしょう。

体を温める食材を食べましょう

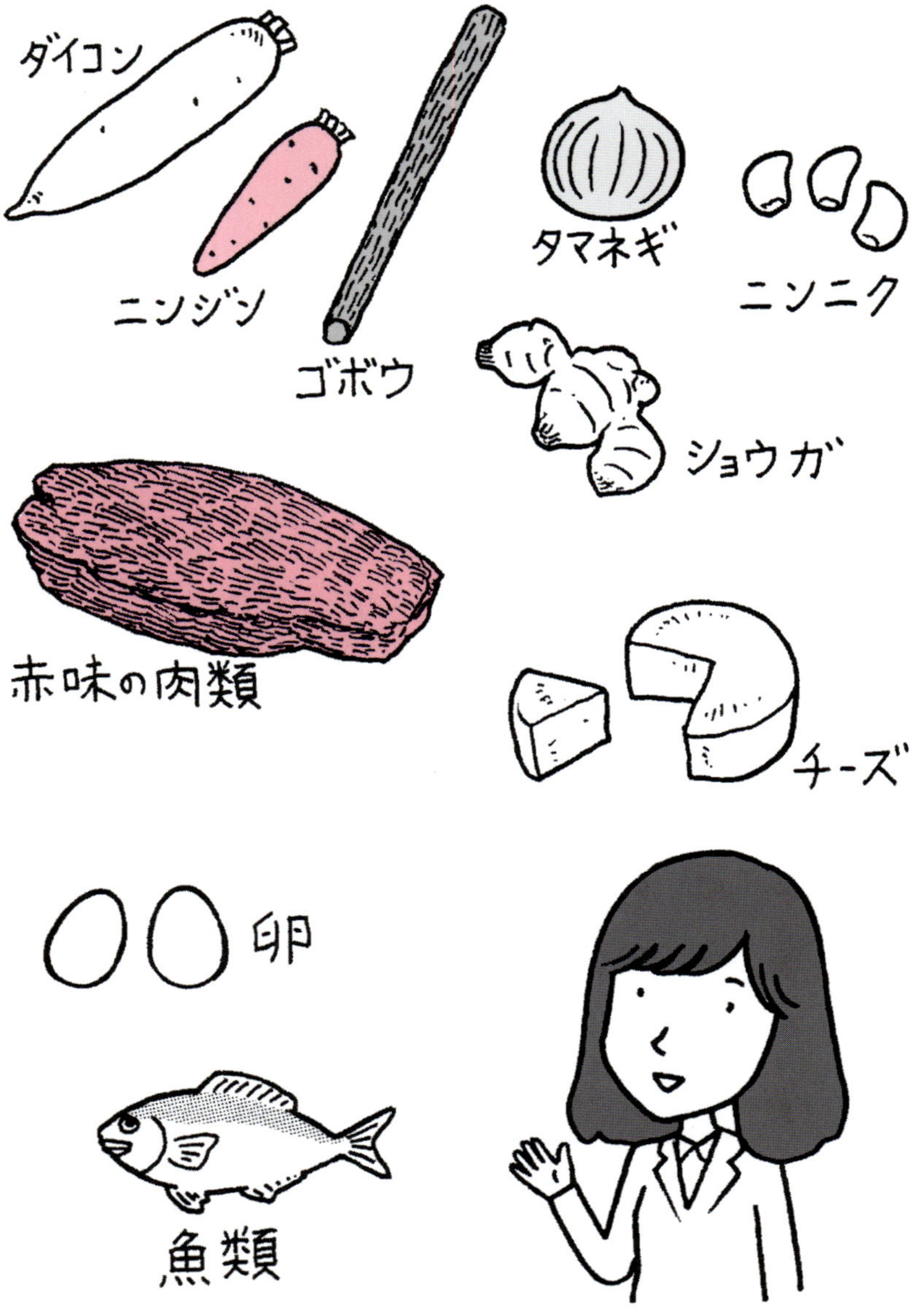
ダイコン
ニンジン
ゴボウ
タマネギ
ニンニク
ショウガ
赤味の肉類
チーズ
卵
魚類

「ストレス」とうまく付き合う

現代社会において、ストレスを感じることなく生活するのは難しいもの。ですが、ストレスは痔にとっても大敵。「大事なプレゼンの前に下痢になった」「旅行先で便秘になった」など、排便の状態がストレスの影響を受けることは、多くの人が経験済みでしょう。痔を悪化させないためにも、日頃からストレスと上手に付き合う自分なりのコツを考えてみることが大切です。

まずは、自分がどのようなことにストレスを感じる傾向があるのか、思い起こしてみましょう。意外と見過ごしがちなのが、冒頭で述べたような日常生活での小さなストレスです。こうした小さな出来事は、ストレスと意識しないまま次々とためてしまうケースが多いからです。他人から見たらささいなことであっても、自分が「なんだか嫌だな」と感じた場合、それがストレスになっている場合もあります。

肝心なのは、ストレスをためないように我慢をすることではなく、たまりかけたストレスをいかにうまく解消させることができるか、ということ。ここでご紹介するさまざまな方法を試し、ストレスと上手に付き合うための自分なりの手段を見つけましょう。

【痔を予防するためのストレス解消法】

1．笑う

笑うことは自律神経を刺激し、腸の働きもよくなることがわかっています。免疫力が強化されるというデータもあります。「笑う門《かど》には福来《きた》る」ということわざがあるように、時には大笑いできる時間を持ちましょう。

2．音楽を聴く、歌う

好みの音楽を聴くだけでもリラックスできますが、大きな声で思い切り歌うのもストレス発散になります。お腹の底から大きな声を出すことで、気分もスッキリするでしょう。

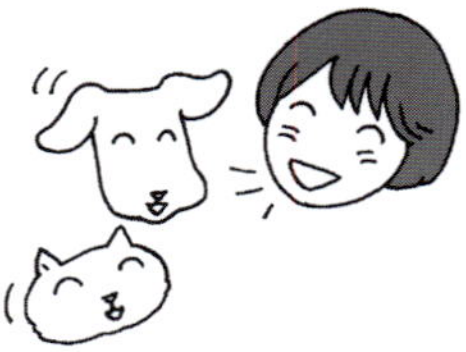

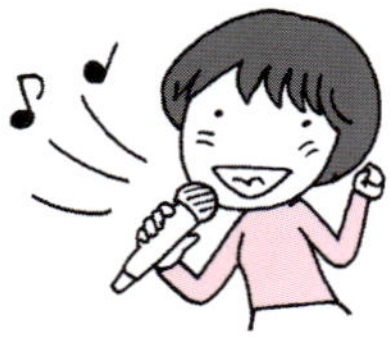

3．スポーツをする

運動は血行促進とストレス解消という一石二鳥の効果が期待できるもの。

運動が苦手な人には散歩がおすすめ。屋外に出て、外気を感じながら歩くだけでも運動になります。

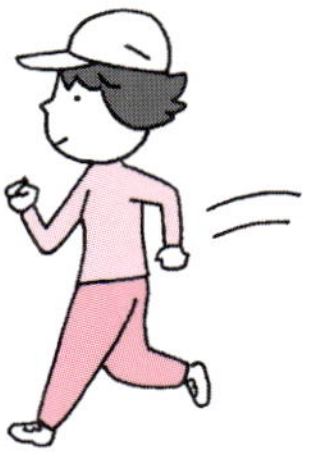

4．趣味を楽しむ

旅行、ガーデニング、料理、登山など、やっていて「楽しい」と感じられる趣味を持つことはストレス解消につながります。時間を忘れるほど熱中できるものがあると、嫌な出来事も忘れられるでしょう。

5．楽しいお酒を飲む

飲み方次第で良くも悪くも影響があるのがお酒です。自分の適量を守り、楽しくお酒を飲むことはいいストレス解消法になるでしょう。

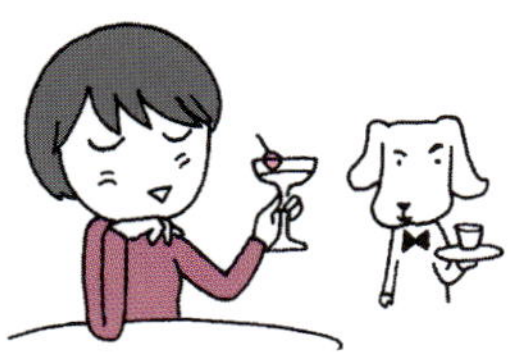

6. リラックスタイムをつくる

本を読む、アロマを楽しむ、入浴する、マッサージをするなど、就寝前に自分を癒やすためのリラックスタイムをつくると1日のストレスが軽減され、穏やかな気持ちになるでしょう。

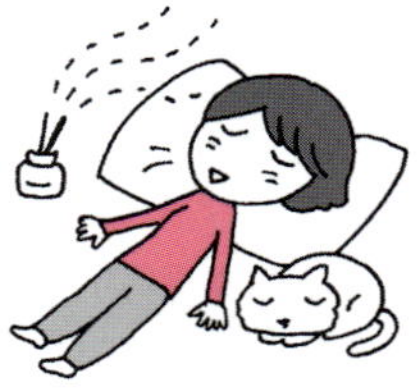

「お酒」と「タバコ」は痔を悪化させるもと!?

お酒を飲み過ぎて、下痢を起こした経験はありませんか？　お酒は、飲み過ぎると膵液《すいえき》の分泌が増えてしまうため、下痢を悪化させるといわれています。繰り返しになりますが、慢性の下痢になると排便時に便が肛門を通過する際、肛門に強い刺激を与え肛門粘膜や上《じょう》皮《ひ》に炎症を起こす原因になります。すると、裂肛になりやすく、痔核があると腫《は》れることもあります。

お酒には、血行を促進する働きがあります。痔がある場合、飲酒量にかかわらず、血行がよくなることで患部の腫れを招きかねません。お酒の適量は個人差があるため、自分自

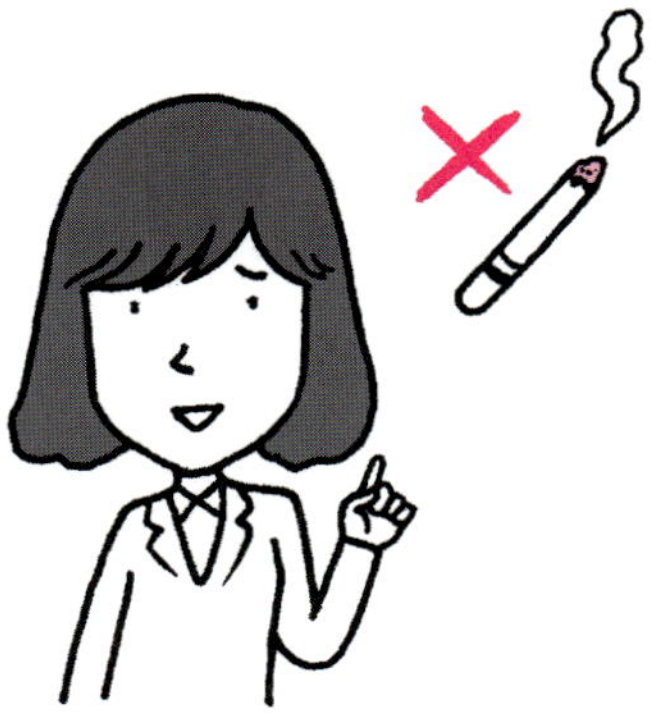

身の適量を知ることが大切です。痔を早く治すためには、お酒を控えたほうがよいことはいうまでもありません。

一方、「タバコは便秘を解消する」と喫煙している人がいます。ですが、タバコ以外の工夫で生活習慣を改善し、自然な排便ができるような体づくりをすることは十分、可能です。タバコは痔のほかにも健康にさまざまな悪影響を与えるもの。タバコに頼らない、病気知らずの体を手に入れましょう。

「ツボ」で痔の痛みをやわらげる

「ツボを押す」という東洋医学の考え方で、痔の痛みをやわらげたり、便秘の予防を目指すのもおすすめの方法です。

東洋医学における「ツボ」とは、エネルギーの流れる経絡《けいらく》と呼ばれる道筋に異常が起こったときに強く反応する経穴《けいけつ》という場所のことをいいます。ツボを刺激することで血液の流れがよくなり、痔の痛みなどをはじめとするさまざまな不快症状が改善されるというわけです。

ツボを押すときのコツは、指先ではなく指の腹の部分を使って、ゆっくりと押すこと。「痛いけれど、気持ちいい」という程度を目安に、やさしく刺激しましょう。自分でツボを押すのもいいですが、家族など人にツボを押してもらうことでリラックスでき、気持ちのよさを味わえるでしょう。

ここで紹介するのは、痔の痛みをやわらげたい時や便秘の予防に効果が期待されるツボです。ぜひ、試してみてください。

【痔の痛みをやわらげるツボ&便秘の予防に効果が期待できるツボ】

●百会（ひゃくえ）

左右の耳から垂直に延びた線と、鼻からの線が頭のてっぺんで交わる部分にあるツボ。痔の痛みをやわらげるといわれている。

●長強（ちょうきょう）

お尻にある尾骨の突端にあるツボ。肛門周辺の血行を改善し、痔の症状をやわらげるといわれている。押すだけでなく、温めるのも効果的。自分で押す場合、横になり、片方ずつ中指で押す。人に押してもらう場合、うつぶせになり、親指で押してもらう。

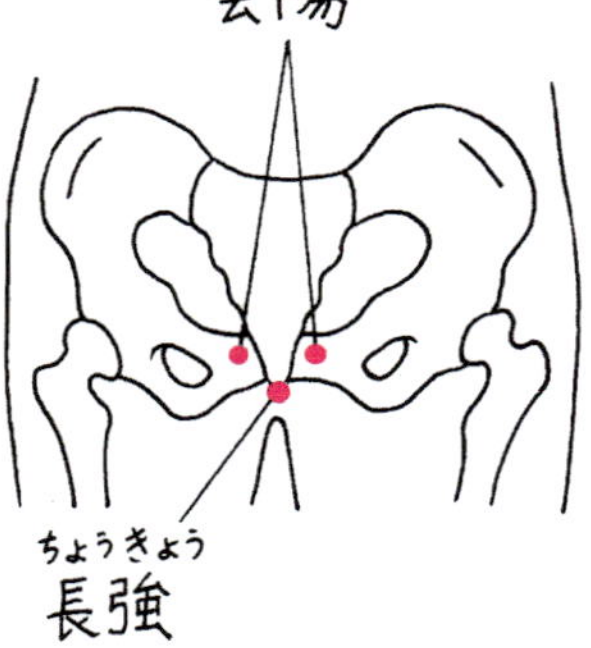

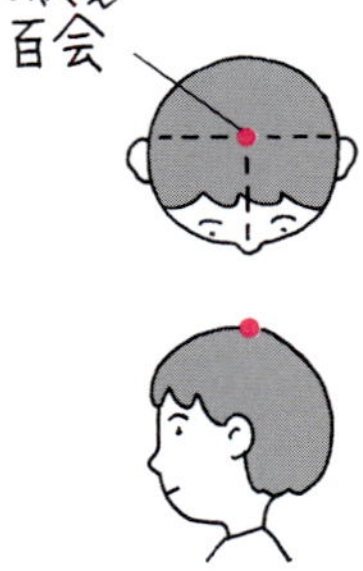

●会陽（えよう）

長強のすぐ両側にあるツボ。肛門周辺の血行を改善するといわれている。長強と同じ要領で押すようにする。

●孔最（こうさい）

手のひらを上にしてひじを曲げたとき、ひじの内側のくぼみから指3本分、手のひら側に位置するツボ。痔の症状をやわらげるといわれている。手のひらを上にしてひじを伸ばし、親指の指先を肩のほうに向くようにあて、ゆっくりと押す。

●足三里（あしさんり）

ひざの骨の縁から指4本分下がった、やや外側にあるツボ。胃腸の働きを改善する効果があるといわれているので、便秘予防として日頃から刺激しておこう。

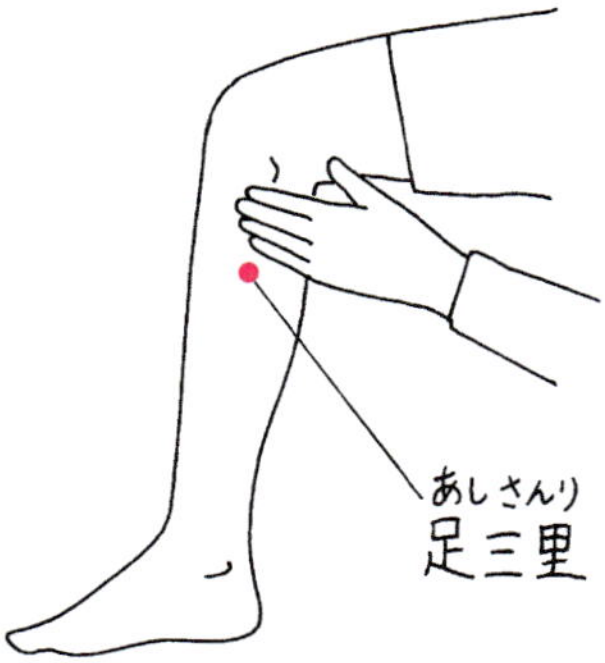

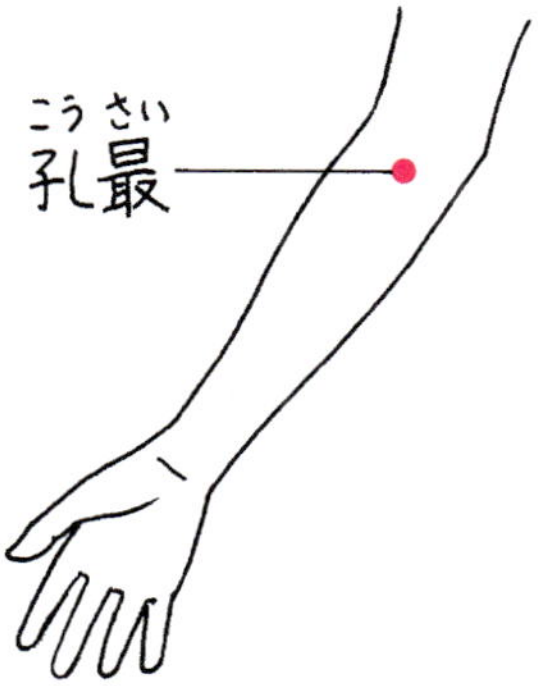

痔のつらい痛みを乗り切る「お尻ケアアイテム」

痔の痛みがどうしてもつらい場合、比較的手軽に入手できる身近なお尻をセルフケアするためのアイテムで痛みを乗り越えることもできます。

●「携帯カイロ」で痛みをやわらげる

患部の痛みに迅速に対応できるお手軽アイテムが「携帯カイロ」です。携帯カイロはドラッグストアなどで手軽に購入することができます。

携帯カイロを5～10分、服の上から肛門部分にあてると、症

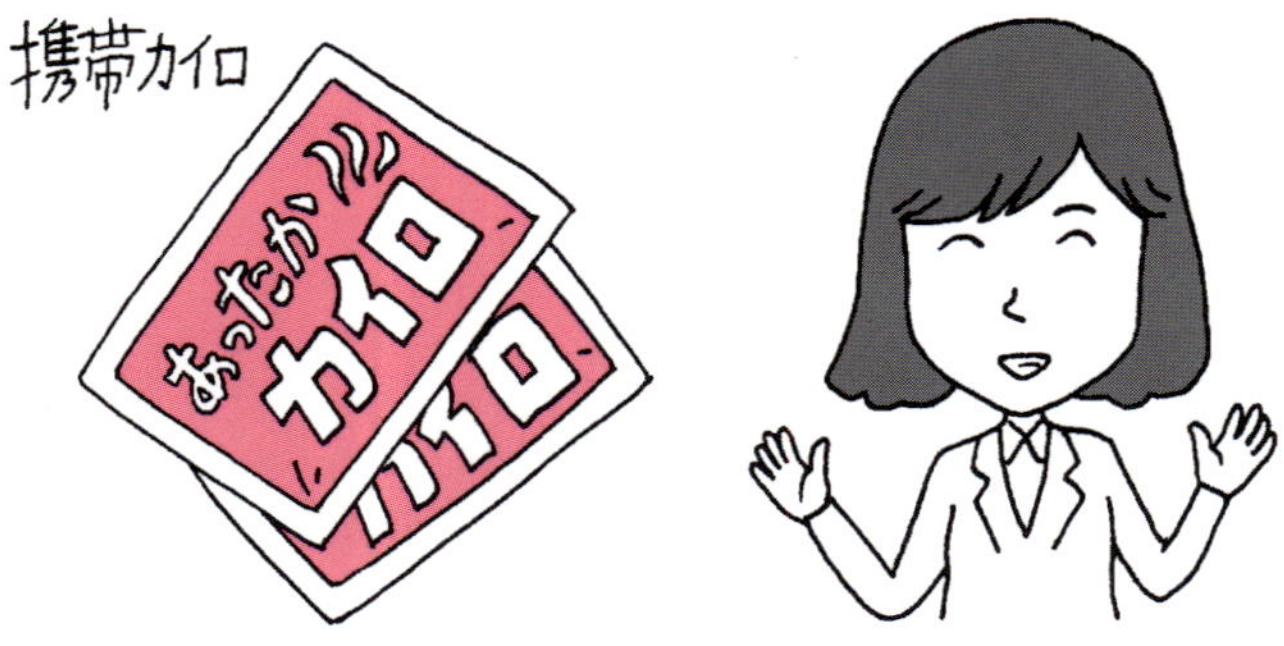

状がやわらぎます。下痢などが原因で起こる腹痛の際も、下腹部や腰に携帯カイロをあてて温めると、症状が落ち着くでしょう。

携帯カイロは、痔の痛みを緩和させるだけでなく、冬場の寒さ対策や夏場の冷え対策にも便利なアイテムです。いつでも手の届く場所に用意しておくことをおすすめします。しかし、直接肌に触れたり、薄い下着の上から長時間使用すると「低温やけど」のおそれがあるので注意しましょう。

●痛みが強いときには「円座」

痛みが強い時に座るなら「円座」を使うといいでしょう。円座とは、丸い座布団の中心に穴が開いたドーナツ型のものやハート型のものがあります。円座は、座った時に患部を圧迫しないため、痛みが強い時でも楽に座ることができます。

気をつけたいのは、「長時間使用しない」ということです。円座は、太ももからお尻の周囲のみを支えるもの。長時間、部分的に力がかかると、血行を悪化させてしまう危険性があるからです。

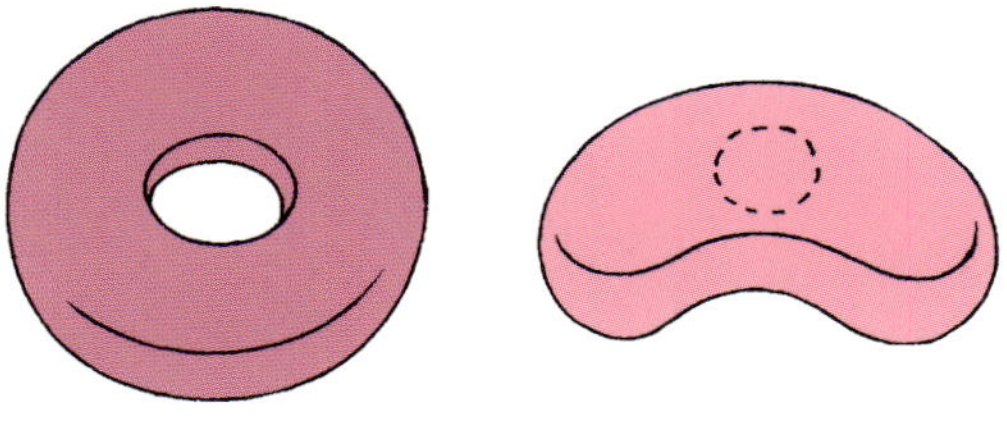

円座　ハート型

円座を購入するときは、座り心地を確かめ、自分に合ったものを選びましょう。

●外出時には「携帯用お尻洗浄器」

外出時のお尻ケアアイテムとしては、「携帯用お尻洗浄器」が便利です。これがあれば、外出先を選ばず、どこでもトイレのあとにお尻を洗い流せ、患部を清潔に保てるので安心です。

ほかにも、外出時にお尻をサポートするアイテムが、いろいろと市販されているようです。症状に応じ、お尻ケアアイテムの助けを借りるのもいいでしょう。

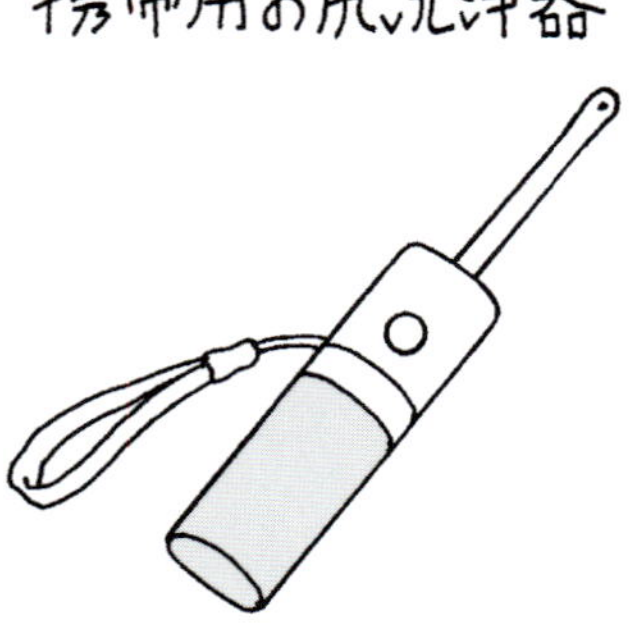

温水洗浄便座の使い過ぎに注意！

痔の予防やケアで大切なのは、いつも患部を清潔に保っていること。排便後、温水洗浄便座を活用することは、痔の予防やケアにも役立つと考えられています。

ところが、温水洗浄便座が普及するようになって以降、増えているのが温水洗浄便座症候群と呼ばれるものです。排便後にお尻を洗うことは痔の予防や症状を悪化させないためには有効ですが、神経質なまでに温水洗浄便座を使い過ぎることで、かえってお尻を傷つけてしまうケースが増えているのです。

温水洗浄便座症候群になるおもな原因は2つあります。

ひとつは、洗い過ぎてしまうこと。すでに十分、清潔な状態になっているにもかかわらず、必要以上に「温水を長時間あてる」「水圧が強い」「温水の温度が高い」「温風を長時間あてる」といったことをやり過ぎ、肛門の皮膚を傷つけてしまうのです。お尻はデリケートな場所。決して、強い刺激で洗浄するほどきれいになるわけではありません。

ふたつめの原因は、洗浄目的以外の理由で使用していることです。本来は洗浄が目的であるはずの温水洗浄便座を、便意をうながすために温水で肛門を刺激することに使用しているケースです。便秘気味の人や、スムーズな排便ができないとき、残便感があるときなどは、温水の刺激で排便をうながしたくなるものですが、じつはこれはおすすめできません。強い刺激で肛門に負担がかかるだけでなく、「温水の刺激がないと排便できない」という事態を招きかねないからです。

温水洗浄便座の正しい使用法は、水圧を「低」にし、温水をやさしくお尻にあてるようにして、使用は10秒以内としましょう。使用後は、トイレットペーパーを軽く押しあてるようにして水分を拭き取ります。この際、強くこすらないこともポイントです。

温水洗浄便座は、あくまでもお尻をやさしく洗って清潔にするためのもの。軽く洗い流すだけでも十分、きれいな状態になっていることをお忘れなく。

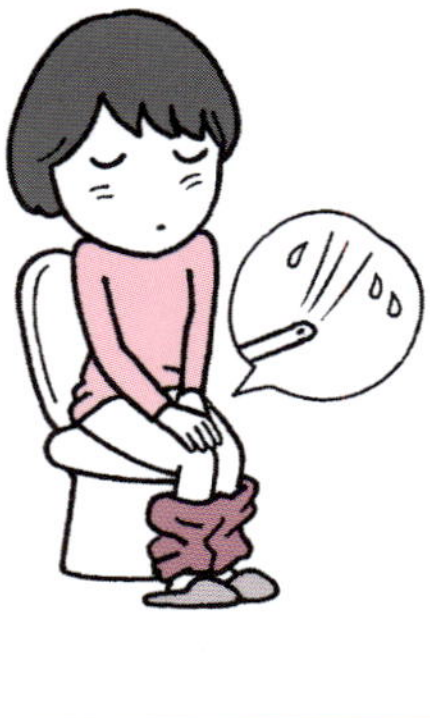

「痔」の薬の上手な使い方

「これって、痔かな?」などと、お尻に関して何らかの不安があったときは、肛門科を受診するのが最優先。ですが、明らかに痔の痛みがある場合でも、すぐに病院に行くことができない場合、応急処置として一時的に市販薬を用いる方法もあります。

痔の薬には、外用薬の坐薬と軟膏《なんこう》、内服薬の3種類があります。気をつけたいのは、自分の症状には、どの薬が適しているのかを見極めて使用する、ということです。適切な薬を使用していないと、薬の効能が発揮されないばかりか、痔を悪化させてしまうケースもあるからです。

まずは、どのような症状に、どのような薬がふさわしいのかを正しく知っておきましょう。

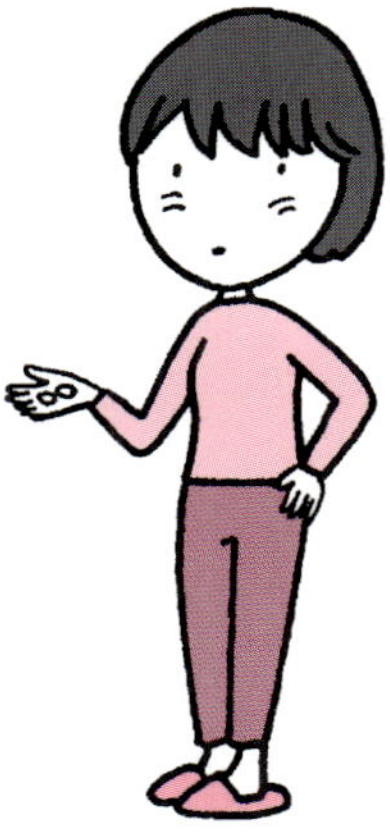

●坐薬

痔核の痛みや出血を止め、排便時の肛門を刺激から守ります。排便後や朝、就寝前などに肛門に挿入します。とくに就寝中は、薬効が患部や直腸などにも浸透するため、朝の快便が期待できます。

●軟膏

痔核、裂肛の痛みや出血を止め、排便時の潤滑油にもなります。患部に塗るタイプや、肛門に注入するタイプがあります。

●内服薬

痔核を小さくしたり、硬い便を軟らかくしたりする効果が見込めます。消炎剤や鎮痛薬、抗生物質などさまざまな種類がありますが、1種類ですべての症状に効く万能薬は存在しないので注意が必要です。

軟膏の使い方

肛門の外側の場合

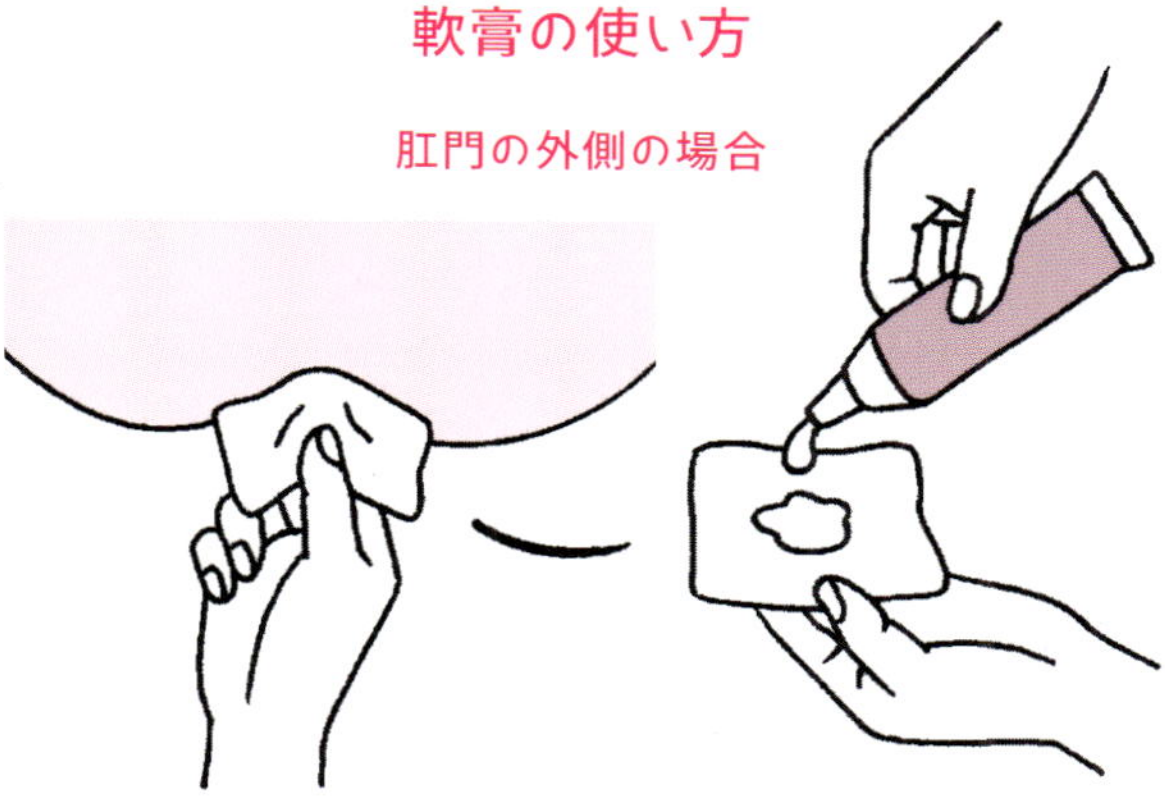

肛門の内側の場合

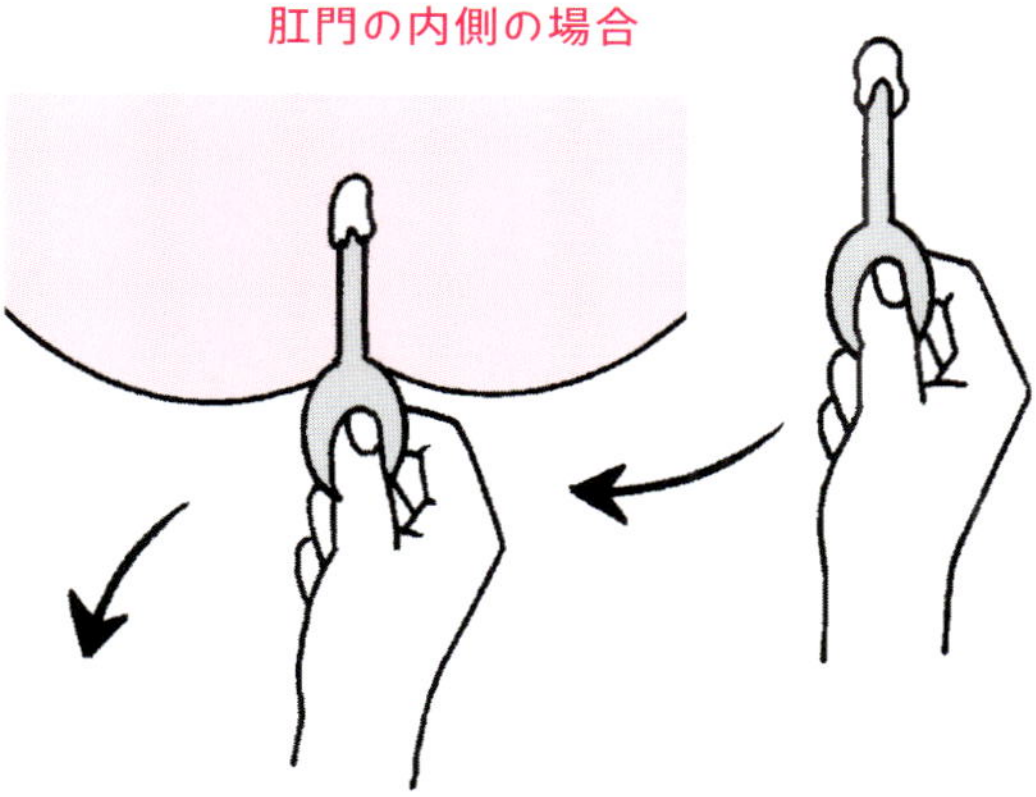

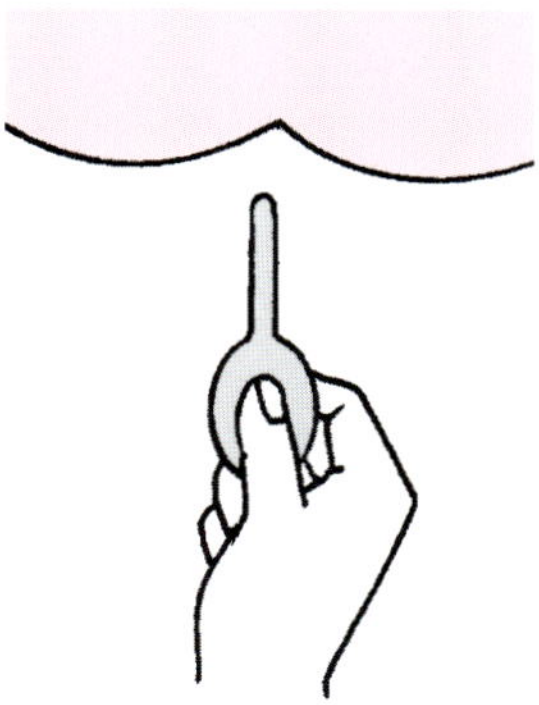

抜く時は、押したままで

「便秘」の薬の上手な使い方

便秘の悩みから解消される方法のひとつとして、薬の力を借りている人は少なくありません。一方で、「飲まないと便秘になってしまうから」と薬を手放せなくなっている人もいます。

深刻な便秘で悩んでいる人にとって、薬は頼りになる存在。ですが、飲み続けていると次第に薬の効きが悪くなり、以前より「服用する薬の量を増やす」「強い作用の薬に変える」などとエスカレートしてしまうこともあります。薬の作用で便秘と下痢を繰り返せば肛門への負担は相当かかるもの。当然、痔にも影響があります。

便秘にならない体づくりのためにまず必要になるのは、生活習慣の改善です。たしかに、食生活や生活スタイルを工夫するだけでは、理想的な便の状態や排便のリズムに整うまでには時間がかかるかもしれません。頭では理解していても、すぐに行動に移すのが難しいという状況もあるでしょう。ですが、薬は便秘を改善するメインの手段ではなく、あくまでも補助としての役割を果たすもの。できれば医師と相談しながら適切な使用を心がけましょう。

自分の便秘のタイプを正しく知る

便秘や下痢などの排便異常には、いくつかのタイプがあります。まずは自分の便秘や下痢の原因がどこにあるのかを知りましょう。それぞれのタイプに合わせて薬も処方されます。

ここでは、大きく「急性の便秘」か「慢性的な便秘」かに分けるところからスタートします。

◆急性の便秘とは？

急性の便秘は、一過性のものと病気があることで便秘になるものの2パターンが考えられます。

一過性の便秘では、「体調不良」「旅行などによる環境の一時的な変化」「暴飲暴食」「強いストレス」など原因が明確にあります。逆にいえば、便秘の原因さえ判明して対策をとれば、自然に治る場合がほとんどです。治りやすい反面、慢性化させないことが重要です。

病気があって便秘になるケースとして考えられるのは、大腸がんや大腸ポリープ、子宮筋腫などにより腸管が圧迫されて便秘になる場合です。食事や運動などを工夫してもなかなか改善されない便秘の場合には、隠れている病気のことも考慮して医師に相談しましょう。

◆慢性的な便秘とは？

痔にダメージを与えるのは、慢性的な便秘です。慢性的な便秘には、次の3つのタイプがあります。

●直腸性便秘

便意が起こっても我慢することを繰り返しているうちに、便意を感じにくくなってしまうのが直腸性便秘です。便が直腸付近でとどまっているうちに便の水分が奪われ、便が硬くなってしまいます。

食生活を改善しながら薬を少しずつ減らし、排便リズムを習慣づけることが大切です。

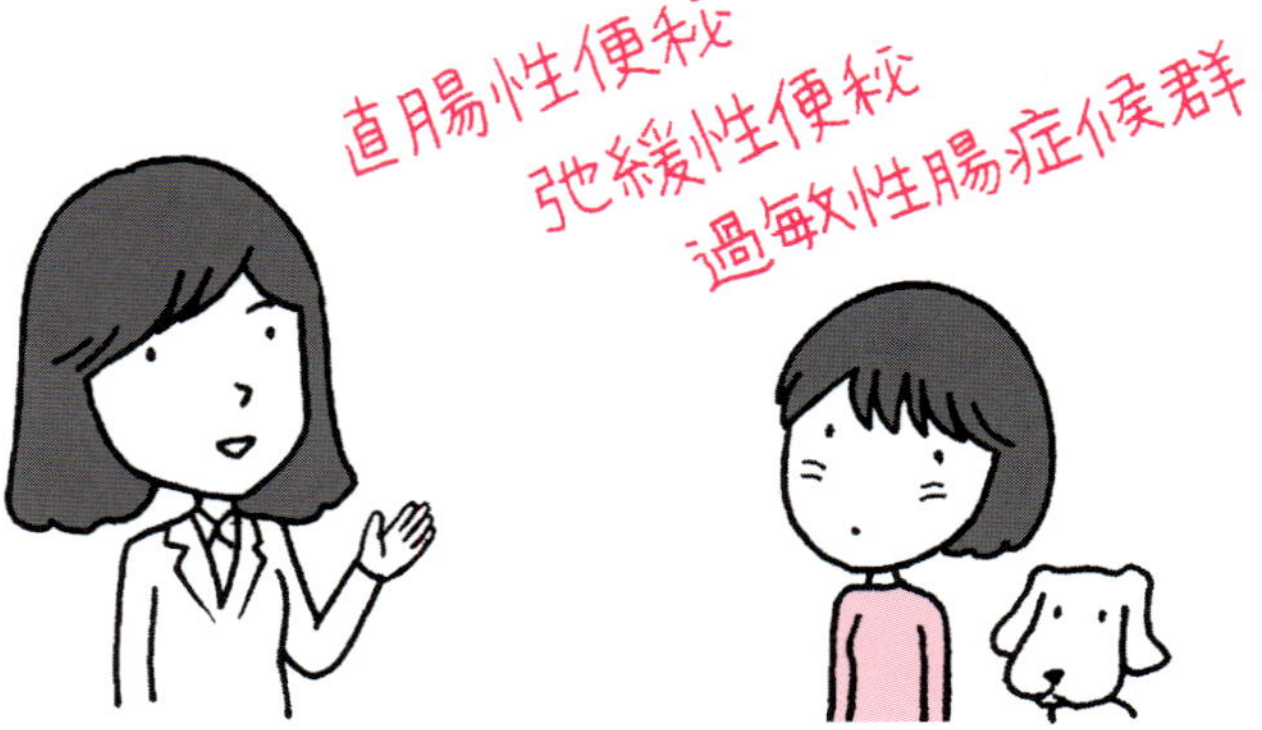

●弛緩性便秘

腸管がゆるんでいるために腸の蠕動運動が弱く、いつもお腹が張っているように感じるのが弛緩《しかん》性便秘です。高齢者や痩せている人、運動不足の人などに見られることがあります。食事の改善や運動を行い、腸の働きをよくすることが改善の助けになります。

●過敏性腸症候群

ストレスなど精神的な不調が原因で自律神経が乱れ、腸が痙攣《けいれん》して正常に機能しなくなるために起こるのが過敏性腸症候群です。腸の痙攣などでお腹が痛くなり、水分が吸収される前に便が速く腸を通過するため、水様便になります。あるいは、便が腸内を移動できずに便秘になり、排便してもコロコロの硬い便になることも。痙攣性の便秘と下痢を繰り返します。ときには、腸管にガスがたまり、腹部が張るような膨満感《ぼうまんかん》を感じることもあります。

自分なりのストレスを軽減する方法を見つけることが症状の改善には有効です。

薬選びは医師や薬剤師に相談する

便秘薬には、「塩類下剤」と「刺激性下剤」という2種類があります。塩類下剤は、便の水分量を増やし、便を軟らかくする作用があります。便が膨張することで、排便がスムーズになります。刺激性下剤は、腸を刺激して蠕動運動を活発にし、排便をうながすものです。塩類下剤のほうが作用がゆるやかですが、市販薬にはどちらの成分も含まれているものもあります。

ときどき、「漢方薬なら効き目が穏やかで体にやさしいのでは？」と思い込んでいる人がいますが、漢方薬の作用もさまざまです。薬選びは医師か薬剤師に相談の上、自分の便秘の症状に合ったものを用いるようにしましょう。初めは作用の弱いものから使用するのもポイントです。

始めるときと同様、便秘薬をやめるタイミングも医師と相談してからにしましょう。不安なまま素人判断で行うより、医師の指導があって薬をやめるほうが安心です。

また、便秘薬とは別に、整腸剤という薬があります。整腸剤の多くは乳酸菌などが主成分です。腸内の善玉菌を増やして腸内環境を整え、腸の働きを助けることが目的であって、下剤ではありません。食生活などの改善に補助的に用いたり、下痢気味でお腹の調子がよくないときにも向いています。

便秘解消のコツは便意を我慢しないこと

便秘を解消するコツのひとつとして、「便意を我慢しない」ということがあげられます。「出るかな?」と感じたタイミングを逃さずトイレに行く、ということです。

便意は、我慢をすると収まってしまうもの。次の便意の波が訪れるまでは便が腸内にとどまることになります。その間、少しずつ水分が減り、排便しにくい硬い便になってしまうのです。

とくに旅行先など環境が変化した場合、慣れない生活リズムなどにペースが乱れ、つい我慢しがちになってしまうものですが。便意をもよおしたら迷うことなくトイレに行くことが大切です。

もう便秘で苦しまない！

便秘にならないために
毎日の習慣にしたい5つのこと

便秘にならないためには、毎日の習慣が大事です。ちょっとした工夫をするだけで、便秘で苦しむことのない快適な生活に変わるケースもあります。

1. 朝食は毎日きちんと。規則正しい「食事」を心がけましょう。
2. できれば腹筋がつくような「運動」を、無理のない範囲で毎日続けましょう。
3. ぐっすり眠ってスッキリ起きられるような「睡眠」を十分にとりましょう。
4. 目標は毎日 1.5 リットル。十分な「水分補給」をしましょう。
5. 便意は我慢しないこと。自分の排便のペースを知りましょう。

ちなみに、お尻にやさしい「いい便」の3つの条件は次のようなもの。毎日、トイレでセルフチェックを行ってみましょう。

1. 便意を感じたらトイレに座って、いきむ時間は3分以内、腹圧をかけたらスルッと出る便
2. しっかり形があり、少し柔らかいバナナのような便
3. トイレの水の中に落ちたとき、形がくずれない便

「草間かほるクリニック」のご紹介

肛門疾患の診察、痔の日帰り手術、ALTA（ジオン）療法をはじめ、胃・大腸内視鏡検査、および内視鏡による治療を中心とする保険診療を行っています。

■住所　東京都港区麻布十番 3-5-1　バルゴ麻布ビル 5 階
■電話　03-5730-1926
■HP　http://www.kahoru-kk.com

参考になる HP

い～じ～net

http://www.e-zi.net/

東京山手メディカルセンター　大腸肛門病センター（大腸・肛門科）

https://yamate.jcho.go.jp/

「痔の治療」サポートサイト

http://www.pphinfo.jp/

いしゃまち

http://www.ishamachi.com/

謝辞

開業10年を振り返ったときに、

ふと……亡き父と友人の方々に国家試験合格祝いを

していただいたことを思い出しました。

会の終わりに父の隣に立ち

「父のような温かい手を持った医者になれるように頑張ります」

と誓いの挨拶をしている自分がいました。

あれから25年……今、ようやくわかったこと、

今だからいえることがあります。

幼い頃に母から教え聞かされた……

「働かざる者食うべからず」ということば……

そんな母の教えに、今だからこそ思える……

母へ感謝の気持ちを伝えたい。

そして……これからも「患者さんから教えていただいている」

という初心を忘れずに、

一期一会を大切にして精進していきたいと思います。

最後に、開業から一番近くにいて

支えてくださったスタッフ1人ひとりと、

ご指導、ご支援のお言葉をかけてくださいました皆々様に、

心から感謝を申し上げます。

草間　香

著者◉草間　香（くさま　かほる）1993年金沢医科大学卒業。東邦大学医学部付属大森病院第一外科にて研修後、外科専門医取得。

社会保険中央総合病院大腸肛門病センターにて研修、日本大腸肛門病学会専門医取得。内痔核治療法研究会会員、日本消化器内視鏡学会会員、日本医師会認定産業医、日本医師会認定健康スポーツ医。

群馬県飯塚医院院長、東肛門科胃腸科クリニック副院長を経て、2007年6月「草間かほるクリニック」開院。2008年8月医療法人社団香明会草間かほるクリニック設立。

テレビや雑誌などでも活躍中！　新進気鋭の大腸肛門専門医。

痔《じ》の悩《なや》みが解決《かいけつ》する本《ほん》 安心《あんしん》ハンドブック

2017年12月24日　第1刷発行

著　者　**草間《くさま》　香《かほる》**

発行者　**和泉　功**

発行所　**株式会社 IDP 出版**

東京都港区赤坂 6-18-11-402　郵便番号 107-0052

電話 出版部 TEL：03-3584-9301 ／ FAX：03-3584-9302

URL:www.idp-pb.com

印刷・製本　**藤原印刷株式会社**

装丁・組版　**藤原印刷株式会社**

編集協力　**山口佐知子**

イラスト　**角慎作**

ISBN978-4-905130-27-7
分類コード　C0047